迷走する
緩和ケア

Palliative care gone astray   Pitfalls of evidence-based medicine

エビデンスに潜む罠

岸本寛史 著

誠信書房

はじめに──押し寄せるエビデンスの波

　1990 年代に提唱された「エビデンスに基づく医療」(evidence-based medicine：EBM) の波は医療を席捲し，今やエビデンス抜きで医療を行うことはできないかのような印象を医療者にも患者家族にも与えている。緩和医療もその例外ではない。しかし，多くの医療者が思い描いている EBM は，EBM の提唱者，特に EBM の生みの親ともいえるサケット (Sackett, D. L.) が意図していた EBM とはかなり異なったものになってしまっているという批判の声が挙がっている。

　たとえば，「語りに基づく医療」(narrative based medicine：NBM) の提唱者の一人であるグリーンハル (Greenhalgh, T.) はもともと EBM の専門家でもあったが，その彼女が最近の英国における EBM の現状を憂いて "rubbish EBM*1" と批判し (Greenhalgh, 2015)，「EBM 復興グループ」(Evidence Based Medicine Renaissance Group) を組織して，EBM が本来目指した姿，彼女がいうところの "real EBM"（真の EBM）に立ち戻る必要性を強調している (Greenhalgh, 2015; Greenhalgh et al., 2014)。

　斎藤 (2013) も，米国心理学会における「エビデンスに基づく実践」の「ハイジャックとその救出」の経緯について詳しく述べている。米国心理学会では，「エビデンスに基づく実践」(evidence-based practice：EBP) とは「実証的研究によって支持されていない治療法」を心理治療から排除することである（これを斎藤は EBP による「ハイジャック」と表現しているのだが），と誤解された時期があった。エビデンスのない治療を排除しようとする排斥派に対して，本来の EBP はそういうものではないという認識が共有されるに至り，少なくとも学会の公式見解としては，本来の定義に立ち戻った EBP が推奨されることになった。

───────────

*1　rubbish は，ゴミ，屑，がらくた，つまらないものなどを意味する英語。

ii

　事情は英国でもわが国でも，さほど変わらないように思われる。多くの医療者は，EBM とはエビデンスのある医療を行うことである，あるいはガイドラインを整備し，それに則った治療を行うことだ，と漠然と思っているのではないだろうか。しかし，少なくとも EBM の中心的な存在であったサケットら (Sackett et al., 1996) は，そのように定義はしなかった（そのような定義を撤回した，というほうが正確かもしれない。この点については終章で論じる)。

　意外に思われるかもしれない。エビデンスに基づく医療というからには，「EBM＝エビデンスのある医療を行うこと」ではないのか。そうでなければ EBM とはどんな医療なのか。このあたりの事情を理解するためには，（本来の）EBM がどんなものであるかを知る必要があるが，それは終章で歴史的な経緯も含めて述べることとして，ここでは昨今の緩和医療の現場にも目を向けておこう。というのも，ここにもエビデンスや EBM（エビデンスと EBM はまったく異なるものであるが，しばしば混同される）の波が押し寄せ，これらを避けて通ることはできなくなりつつあるからである。そして，それはメリットばかりではない。むしろデメリットのほうが大きいのではないかとさえ感じることが増えてきた。

　緩和医療はエビデンスの波に溺れ，迷走し始めたのではないか。ガイドラインの作成，早期からの緩和ケア，がん診療に携わるすべての医師への「緩和ケア研修会*2」受講の義務化，すべてのがん患者への苦痛のスクリーニング，深い持続的鎮静。「正しい緩和ケア」を普及するためのこれらの方策は，エビデンスに後押しされ，緩和医療の現場に陰に陽に圧力をかけてくる。少なくとも筆者はそのように感じる。これらはいずれも一つひとつ取り上げると，一般論としては間違いとはいえないかもしれない。しかし，個別の状況を無視して「正しい緩和ケア」を押し付けても，緩和医療の質が上がるかど

---

*2　正式には，「症状の評価とマネジメントを中心とした緩和ケアのための医師の継続教育プログラム」で，通称 PEACE（ピース）研修会と呼ばれている。PEACE は Palliative care Emphasis program on symptom management and Assessment for Continuous medical Education の頭語である。本書では「緩和ケア研修会」と表記する。

うかは疑問である。むしろ逆効果ではないかとさえ感じる。そしてこれは、グリーンハルが"rubbish EBM"と呼んで批判するEBMのスタンスに通じるところがあるように思う。

筆者はかつて、個別の状況を無視して正しい説明を押し付けることには、「正しい説明という暴力」の危険が潜んでいるのではないかと論じた（岸本、2015a）が、昨今の緩和医療推進の動向を見ていると、危うさを感じる。さらに、筆者の見るところ、「正しい説明という暴力」は連鎖する。これらの方策により「正しい説明」を押し売りされると、押し売りされた医療者は、さまざまな場面で、個別性よりも彼らが正しいと考えることを優先するようになるのではないか。

たとえば、「緩和ケア研修会」で「医療用麻薬で中毒になるというのは誤解です」と学んだ後で、「モルヒネ中毒になるのではないですか」と患者が言ったとき、そこで踏みとどまってさらに話を聞き続けることができるだろうか。「モルヒネ中毒になるのではないですか」と言われると、「そんなことはありません、それは誤解です」、とすぐに訂正したくならないだろうか。基本的な知識として、「医療用麻薬を適切に用いれば中毒になることはない」と知っておくことは必要である。誤解を正してはならないとか、誤解を正す必要はないと言っているのではない。しかし、こちらの言葉が届く関係ができる前に、誤解を正すという態度で「正しい知識」を伝えても、患者の不安は汲まれないまま残り、それどころかむしろ、気持ちがわかってもらえないと感じて、口を閉じることにもなりかねない。以後、医療者に対して自由に話をしにくくなるかもしれない。その場合、「正しい説明」は（医療者の意図に反して）患者の口をふさぐ暴力として機能してしまうことになる。

EBMは「正しい説明」を押し付けるような医療を目指してはいないとされてきた。しかし一方で、エビデンスという言葉には「正しい説明」を強いるような圧力も内在しているし、EBMにはたくさんの盲点がある。本書では具体例を示しながら、EBMに潜む罠に落ちることなく進んでいくためのポイントを示していきたい。

目　次

はじめに──押し寄せるエビデンスの波　*i*

第1章　説明が安心を与えるとは限らない……………………*1*
　　エビデンスの盲点──プロセスへのまなざし　*18*

第2章　まず聞いてから考える………………………*28*
　　エビデンスの盲点──部分を足しても全体にはならない
　　　　　　　　　　　　　　　　　　　　　　　　　　39

第3章　医療者の感情も揺れる………………………*51*
　　エビデンスを補う──エビデンスでは聞き方は上達しない
　　　　　　　　　　　　　　　　　　　　　　　　　　62

第4章　分身の術…………………………………*70*
　　もう一つのエビデンス──語りに基づく事例研究　*78*

第5章　「気持ちのつらさ」の落とし穴………………*91*
　　基礎医学のエビデンス──うつと不安は区別する　*97*

第6章　記憶の空白をつなぐ糸………………………*110*
　　エビデンスに照らして──せん妄を理解しようと努力する
　　　　　　　　　　　　　　　　　　　　　　　　　　123

v

第7章 「耐えがたい苦痛」を聞く………………………………*137*
　　　エビデンスは免罪符ではない──Watch with me　*144*

第8章 告知の衝撃と夢…………………………………………*165*
　　　エビデンスからの示唆──夢のニューロサイエンス　*174*

終章　危機に瀕した EBM………………………………………*183*

あとがき　*201*
文　献　*207*
人名索引　*215*
事項索引　*217*

第1章 説明が安心を与えるとは限らない

■ 10 年前からのしこり

　ある年の 3 月中旬の午後のこと。乳腺外科の A 先生から,「一人, 診てもらいたい患者がいるのだけれど」と緩和チームに連絡が入った。患者は大林さん（仮名）という 65 歳の女性で, 疼痛コントロールの依頼であった。

　かなり進行した乳がんで, しこりには 10 年くらい前から気づいていたようだが, 病院には一度も受診しなかったらしい。年末まで清掃の仕事をしていたが, 体を動かすと痛みが強く出るようになり, 年が明けてからは仕事にも行けなくなった。それでも, 2 月下旬までは杖をつきながらなんとか歩けていたが, それもできなくなり, ほとんど這いながら生活しているような状況だったという。たまたま訪ねてきた知人が驚いてすぐに近医に往診を依頼し, 往診医から当院へ紹介されて入院となった。A 先生からの情報では, 右胸は広範に腫瘍が浸潤しており, おそらくは骨転移によると思われる下肢痛があり, さらに残念ながらすでに両下肢麻痺の状態となっていて, 右の大転子部[*3]には褥瘡もできているとのことであった。

　早速, 緩和チームの看護師と一緒に病室に行くと, 救急外来から病室に移って, 尿管カテーテル[*4]を入れ, 褥瘡部の処置が終わったところだった。

---

*3　足の付け根の外側部あたり。
*4　排尿のための管。

「A 先生から連絡があり，痛みが強いということなので，痛みを和らげるお手伝いということでうかがいました」「お願いします」「どんな具合ですか？」「この 5 日くらいずっと痛くて，夜もほとんど寝ていません」「どこが痛みますか？」「右胸のところと腰のところです」「痛みが楽になるように工夫をしていきたいと思います」「痛みが楽になるのが希望なので，お願いします」

　言葉だけを示すとスムーズなやり取りがなされた印象を持たれるかもしれないが，緊張しているような，怖がっているような表情が，とても気になった。入院してすぐに CT 検査，尿管の挿入，褥瘡の処置，血液培養検査などが立て続けに行われ，疲れているようにも見受けられた。痛みはかなり強そうだったので，オピオイド*5 が必要な状況と思われたが，入院して検査や処置が目白押しの状況で，説明をしても受け入れるだけの気持ちのゆとりはなさそうに見えた。

　ここでほとんどの医療者は，痛みを和らげるためにオピオイドを導入したいと考えるだろう。筆者もそう考えた。問題はその仕方である。通常であればオピオイドが必要と説明して，オピオイドを導入するのがよいと考える場面であろうが，私にはそうすることにはためらいがあった。現実は丁寧にきちんと説明をすればうまくいくほど単純なものではない，と経験的に知っていたからである。

■ 説明は安心も不安も与える

　がん診療に携わるすべての医師が受講を義務づけられている「緩和ケア研修会」では，がん患者はオピオイドに対して，「麻薬を使うと中毒になる」「麻薬を使うと気がおかしくなる」「麻薬は寿命が縮む」「麻薬を使うということは末期である」といった恐怖を抱いていることが多いので，これらは誤解であることを伝え，オピオイドに対する抵抗感や誤解の有無を聞いたうえで，導入の必要性を説明し，適切な理解をうながすことが大切である，と教えら

---

*5　医療用麻薬の総称。いわゆるモルヒネの系統の薬。

れる。

　大林さんの場合も，そのような方針で臨むのが正しいように思われるかもしれない。しかし，大林さんにはそれではうまくいかないのではないか，と直感した。実際の臨床では，正しい知識を伝え必要性を説明してもうまくいかないケースはいくらでもある。説明をすればするほど不安を増長させる場合も少なくない。オピオイドに対する恐怖感は説明不足が原因なので，正しい知識を伝え十分に説明しなければならない，と強い調子で主張されることもあるが，何のためらいもなくそのように主張する医療者は，本当に現場で患者の声の調子や表情などを見ながら話をしているのかと疑いたくなる。関与的観察（本書23～25頁参照）の態度をもって，自分の言葉が相手にどのような影響を与えるかを慎重に観察していれば，説明することで不安が増し，状況が悪化するような逆効果の場合が少なくないことに気づくと思うからである。

　モルヒネについての説明が安心ではなく不安を与えるのは，説明に問題があるというよりはむしろ，患者がモルヒネに対して抱いているイメージによるところが大きいように思う。「モルヒネ」という名前を聞いただけで恐怖に震え，絶望のどん底に突き落とされる人もいる。身内にモルヒネを投与されてすぐに亡くなられたという経験を持つ人もいる。言葉が惹起するイメージは千差万別であり，さらに，言葉には人を縛ってしまうような呪力がある（岸本，2015a）。恐怖感が強い場合，ひとたびそのような状態におちいると，どんな言葉も届かなくなることさえある。一見納得されたように見えても，その夜からいわゆる「せん妄」になったり，病状が急に悪化したりすることもある。言葉に出して伝えるという行為そのものが恐怖の引き金を引くこともあるのだ。説明を行えばうまくいく，という単純な発想だけでは，臨床場面の複雑な状況に対処するには不十分である。

■ ノーシーボ効果

　さらに，オピオイドであることを患者に告げるのをためらわせたのは，仮に患者が納得して内服することになっても，モルヒネに対してネガティブなイメージを持っていたり恐怖感を抱いていたりする場合，オピオイドについ

ての説明が，薬の効果そのものにネガティブな影響を及ぼす可能性があるからである。いわゆるノーシーボ効果である。

ノーシーボ効果（nocebo effect）とは，その薬の薬物動態に直接起因するのではないネガティブな効果で，種々の臨床試験におけるプラシーボ（偽薬）群の副作用の発生率の高さを説明する概念として注目され始めた[*6]（図1-1参照）。

筆者がノーシーボ効果を意識するようになったのは，前の職場で緩和ケアチーム医として診療を行い始めて間もない2008年頃であった。内科の外来で風邪薬としてコデインを処方するときには吐き気を訴える患者などほとんどいないのに，弱オピオイドとしてコデインを処方すると，吐き気を訴える患者が続いた。コデインの量そのものは風邪薬として処方するときとさほど変わらないので，他に要因があるのではと思って検討したところ，チームに依頼があった患者にコデインを導入する際，弱オピオイドの副作用の説明も

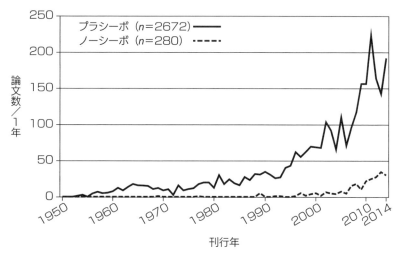

図1-1　PubMed（医学文献検索システム）を用いた検索によるプラシーボとノーシーボに関する論文数（Schedlowski et al., 2015）

---

*6　レビューについては，シェドロフスキらの論文（Schedlowski et al., 2015）を参照されたい。

行うようにしていたが，吐き気を訴える患者は，不安が高かったり，オピオイドを使うことに乗り気ではなかったりすることが多かった。これらの副作用はノーシーボ効果によると考えて，薬剤師とも話し合い，副作用についての説明を一律に行うのではなく，患者の様子に合わせて柔軟に行うようにした。これによりコデインによる嘔気の訴えはほとんど聞かれなくなった。嘔気はオピオイドの薬理作用としても説明できるため，ノーシーボ効果とは気がつきにくく，そういう目を持って眺めていないと，気がつかれないまま薬の副作用とされてしまうことになりやすい。

　薬に対するネガティブな印象はノーシーボ効果の強力な決定要因であり予測因子でもある（Nestoriuc et al., 2010）。さらにノーシーボ効果は，条件づけのみならず，言葉による暗示によって誘発されることも明らかになってきている（Colloca et al., 2008）。つまり，オピオイドに対してネガティブな思いを抱いている患者ほどノーシーボ効果が惹起されやすく，それは言葉による暗示を受ける（副作用の説明はネガティブな暗示となりうる）ということである。このような患者には，「正しい説明」を行って，半ば説得するかたちでオピオイドを投与しても，ノーシーボ効果による副作用を生じるのがオチということになりかねない。「関与的観察」（本書23〜25頁参照）の態度で診察プロセスを振り返るという習慣をもっていないと，自らの説明によってこれらの反応が生じているという可能性すら見えなくなる。

　さらに，一度嘔気などの副作用が出ると，オピオイドを導入することへのハードルがいっそう高くなってしまう。プラシーボに関するモノグラフを記したハーバード大学准教授のクラディン（Kradin, R.）も，新薬の使用にあたって，不安が強い患者は，医師がいくら大丈夫だと保証してもその不安を払しょくすることができず，結局は能書に書かれているのとまさに同じ副作用を生じて中止のやむなきに至ることをしばしば経験する，と述べている（Kradin, 2008）。

■ モルヒネと伝えることの影響

　説明には，安心を与える場合も不安を増長させる場合もいずれもある，という説明の両義的側面や，薬効と無関係の副作用を誘発するというノーシー

ボ効果を考慮に入れると、「モルヒネ系統の薬」とか「医療用麻薬」といった言葉を使わずにオピオイドを導入するという選択肢も視界に入ってくる。しかし、オピオイドであることを伏せて薬を使うことにはためらいを感じる医療者も多いだろう。その背景の一つとして、患者をだますことになるのではないかという罪悪感があると思われる。

　この点について論じる前に、筆者の苦い経験を示しておきたい。今から15年以上も前、当時勤務していた総合病院に緩和ケア病棟が開設され、そこで主治医を担当していたときのこと。高齢で病状も厳しくなってきているある患者の痛みが強くなってきた。モルヒネにはあまりいいイメージを持っていない様子だったので、モルヒネという名前は伏せ、痛み止めと説明してモルヒネを導入したところ、痛みも落ち着いて調子が良くなっていた。

　ところが、ある看護師が、モルヒネという名前を伏せたまま使うのは患者をだましているようで耐えられない、今使っているのはモルヒネであることをきちんと正しく伝え正しい理解に基づいて痛みのコントロールを行うべきだ、と考え、独断で、今使っている薬がモルヒネであることを伝えた。彼女がどのように伝え、患者がそれに対してどのような反応を示したのか詳細はわからないが、「患者はよく理解してくれました」と筆者に報告したときの彼女は誇らしげであった（事前に相談はなく、事後報告であった）。

　しかし、その夜から吐き気の訴えが始まり、痛みも強くなった。イレウスなど他の原因は見当たらず、モルヒネの嘔気と考えて他の薬に変更し、制吐薬も使用したが、嘔気は遷延し痛みは取りきれず、夜も眠れなくなり、痛みと吐き気と不安に怯えながら最期を迎えられることになった。その夜から急に吐き気が出たのは、モルヒネの副作用というよりは、その看護師がモルヒネと告げたことによるノーシーボ効果と考えられる。痛みの増強についても、いくら説明しても言葉が届かない感じになったので、モルヒネと伝えたことで恐怖感が増し鎮痛効果が不十分になったことの影響が大きいと思われた。

　関与的観察（本書23〜25頁参照）の姿勢を持ってプロセスを見る目を養っていないと、このような変化は単にオピオイドの副作用とか病状の急な悪化と見なされて、モルヒネであると伝えたこととの関連が見逃されてしまう。正しい説明を行っても、そのあと患者がどのように変化したのかまで見てお

かないと，自分の行為が患者に与える影響が見えないままになってしまうのである。これは EBM の盲点の一つであり，関与的観察の意義は，その盲点に目を向けるところにもある。ともかく，このような体験から，筆者はオピオイドの使用に際して，モルヒネとか医療用麻薬という言葉を使って説明することがいつでも良いとは限らない，と考えるようになった。

■ 患者をだますことにならないか

　これまで述べてきたような知識と経験を踏まえ，筆者は，大林さんにオピオイドを導入するにあたり，少なくとも当面はオピオイドであることを伏せておくという方針も考え始めていた（もちろん，不安がある人すべてにモルヒネであることを伏せるのがよいと主張しているわけではないので，誤解されないようお願いしたい）。しかし，オピオイドであることを伏せたまま使うのは患者をだますことにならないだろうか。倫理的な観点から見て問題はないのだろうか。

　だましているという考え方の前提には，「本当のこと」を伝えていないという認識がある。独断でモルヒネだと告げた看護師もそう考えていた。しかし，はたして「本当のこと」とは何なのだろうか。「モルヒネ」が「本当の名前」で「痛み止め」は「偽の名前」と簡単にいえるだろうか。「モルヒネ」という名前とて，人が与えた名前にすぎないのではないか。「私たちの手の届かないどこかに，すでに決定された客観的な真実がある」と考える本質主義とか実証主義と呼ばれる立場に立脚すれば，「モルヒネ」が真の名前であり客観的な真実とされるのかもしれない。そして，それを伝えないのは真実を伝えないに等しいということになるのだろう。

　一方，ナラティブ・アプローチにおいては，ナラティブは「相互交流的な語りのなかから恣意的に作り出される（構成/構築される）」と考える。このような立場は構築主義と呼ばれる（斎藤，2003b）。「モルヒネ」という名前も「相互交流的な語りのなかから恣意的に作り出され」た名前だとみなすのである。ただし，「恣意的に作り出される」といっても，「モルヒネ」という名前は社会で共有され習慣化されているので，自在に変更可能というわけではないし，こちらの都合のよいように名前を変えてよいというわけでもない。し

かし，構築主義の立場からは，「モルヒネ」は我々の手の届かないところに不動不変に君臨して在る真実ではなく，医師と患者の相互交流のなかから作り出されていく一つの名前（物語）である，とみなされるのである。

　同じように，「モルヒネはがん疼痛に有効である」という命題についても，実証主義の立場からすると，エビデンスの裏打ちがあれば「客観的な真実」ということになり，その真実を患者に正しく適用すべきであるということになる[7]。しかし，「客観的な真実」と個人の価値観とが一致しないとき，「真実」を押し通そうとすると「正しい説明という暴力」（岸本，2015a）を行使することになりかねない。これに対して，構築主義の立場からすると，「モルヒネはがん疼痛に有効である」というテーゼそのものも，それがたとえエビデンスに裏打ちされたものであったとしても，客観的な真実として個別の患者とは無関係に存在するのではなく，患者との相互交流のなかから作り出される物語だ，ととらえられることになる。

　客観的な真実として存在するのではなく，相互交流のあり方によって作り出されるものだとみなすのであれば，患者との関係性によって，「モルヒネ」という名前の代わりに「先生が出してくれた痛み止め」という名前が作り出される場合があってもよいといえないだろうか。関係性のあり方によっては，「モルヒネは効かない」とか「モルヒネは怖い」など，異なる物語が作られていく可能性もある。それゆえ，力点は，「客観的な真実」を個別の患者に適用することではなく，有効な物語を患者との関係のなかでどのように作ってい

---

*7　「エビデンスに裏打ちされていれば」と書いたのは，緩和医療学会が作成した『がん疼痛の薬物療法に関するガイドライン』では，「非オピオイド鎮痛薬で十分な鎮痛効果が得られない，または，中等度以上の痛みのあるがん患者に対して，オピオイドはプラセボに比較して痛みを緩和するか」という臨床疑問に対して，「オピオイドを使用する」は 1B（強い推奨，低いエビデンスレベル）と位置づけられているからである。中等度以上のがん性疼痛に対してオピドを使うと痛みが和らぐことは，日常の診療のなかで実感するところであるが，エビデンスという点からすると，低いレベルのエビデンスしかないのである。とはいえ，後述のように，「だからエビデンスを集積しなければならない」とは筆者は考えていない。仮に高いレベルのエビデンスが得られたとしても，目の前の患者に副作用もなく痛みを緩和してくれるという保証はなく，エビデンスがあろうとなかろうと，痛みに応じて副作用にも注意しつつオピオイドを使っていくことになる。そういう意味では，エビデンスの集積は必ずしも必要ではないともいえる。

くかということに移る。筆者は哲学的な議論には詳しくはないが、少なくとも臨床においては、構築主義のアプローチを基本に据えるほうが患者の意を汲みながら柔軟に診療ができると考える。構築主義の立場に立つならば、「患者をだましていることにならないか」という問いに対する答えは、イエス・ノーで答えられるようなものではなく、むしろ、患者が置かれている状況と患者との相互交流のあり方によって、その都度、決まってくるということになる。

■ 患者が置かれている状況

　したがって、患者がどのような状況に置かれ、どのように相互交流がなされるかが大切になってくる。事例に戻って、大林さんが置かれている状況について振り返ってみよう。ここでは、オピオイドということを伝えるかどうかを判断するうえで考慮すべき事項として、患者の年齢、認知と理解、家族状況、入退院の状況と病状（予後の見通し）、オピオイドに対するイメージ、不安感（恐怖感）、病歴をとりあげておく。これらはいずれも、診察前に主治医から伝えられていた情報と、診察中にやり取りをするなかで得られた情報である。

患者の年齢・認知と理解・家族状況

　年齢は 65 歳でとりわけ高齢というわけではなく、今回のことで入院されるまでは仕事もしておられ、やり取りをした感じでは健忘などの認知面や知的な面での理解に大きな支障はなさそうであった。

　家族状況については、両親はすでに死去し、同胞もなく、夫が 1 年ほど前に前立腺がんで亡くなってからは独居で、子どももいないということで、本人以外にキーパーソンとなりうる人物がいないため、説明をするのであれば本人に伝えねばならないという状況であった。ただし、初回の診察時点では、夫が亡くなっていて他に家族もいないという情報のみで、詳細は聞いていなかった。いずれにしても、家族はいないので、説明をするのであれば本人にしなければならないという状況であった。

入院か外来か

入院か外来かも，オピオイドのことを伝えるうえでは重要な要因となる。薬剤の管理上の問題や副作用対策，自動車の運転にかかることなど，さまざまな事情を考慮すると，外来でオピオイドということを伏せて処方することは現実的には難しい。私はオピオイド（医療用麻薬）であることを伏せて使うことが時々あるが，それらはすべて入院患者の場合である。入院患者の場合は，薬剤の管理は医療スタッフ側でできるし，副作用についても看護師や薬剤師の目も届き，チームでも毎日回診しながらチェックもできるので，嘔気や眠気などについて細かく伝えなくても対応は可能だからである。大林さんはしばらく入院することが見込まれたので，当座はオピオイドであることを伏せて使用しても差し支えない状況であった。

病状

病状については，進行乳がんとはいえ数カ月以上の予後は十分期待でき，病状が落ち着けば退院もしくは転院が見込まれる状態であった。退院もしくは転院のときにオピオイドのことを伏せたままというわけにはいかないため，仮に最初はオピオイドということを伏せるにしても，早晩伝えねばならないということは念頭に置く必要がある。

オピオイドに対するイメージを尋ねる

オピオイドに対するイメージについては，本人に尋ねる場合には特に慎重に行う必要がある。不安が強い場合には，「モルヒネとかそういう類のお薬に対して，どういうイメージを持っていますか」と尋ねるだけでも不安を増強する場合があるからである。家族がいる高齢者の場合には，事前に家族に尋ねてみるというのも一つの方法である。大林さんには，オピオイドに対してどういうイメージを持っているかは聞くことができなかった。

不安と恐怖

不安や恐怖感について見極めておくことは重要である。がん診療に携わる

すべての医師の受講が義務づけられている「緩和ケア研修会」では，気持ちのつらさを評価するために，「最近気持ちの面でもつらそうに見えますが，いかがですか？」「お気持ちをつらくさせているのはどういったことですか？」「つらい症状や病状に対しての心配や気がかりはありませんか？」などと心配の内容を聞いたり，「気持ちのつらさの寒暖計」を用いて数値化して評価したりすることが勧められている。しかし，患者の抱く不安や恐怖について，尋ねればわかるという発想はあまりに単純である。土居健郎の言葉を借りていうなら，がん患者が抱いている恐怖は「容易に言葉にならない恐怖」であり，「察したつもりで面接者がそれを言語化してみても，患者を一層恐怖させるのが落ちである。……言語化できないでいる患者の心情をこちらも言語化なしに沈黙の中に察するのが，気持ちを汲むということの真義であると思う」（土居，1977）。だから，初対面の患者に向かっていきなり，「あなたは不安に思っているでしょう」などと切り出すのは，「決して気持ちを汲んだことにならない」（土居，1977）のである。少なくとも，「気持ちのつらさの寒暖計」といった単純な物差しで測れるようなものでは到底ない。

　大林さんについてはすでに述べたとおり，表情は緊張しているような，怖がっているような様子で，言語的なやり取りのスムーズな感じとは対照的であった。初回のやり取りのなかで，モルヒネにどういうイメージを持っているかを，チャンスがあれば尋ねてみたいと思っていたが，結局それはできなかった。やり取りをしながら，モルヒネという名前を口に出すことさえためらわせるような，強い不安が背後に潜んでいるように感じたからである。この不安や恐怖は，言葉で尋ねてわかるようなものでも，数値で表せるようなものでもない。感情移入しながら感じ取る類の，恐怖や不安なのである。

病歴の想像的な読み

　病歴も大切である。通常，現病歴は診断の手がかりを得たり，病気の経過を理解したりするために目を向けられることはあっても，患者の気持ちを汲むために，あるいは臨床判断の手がかりとして注目されることは，あまりないのではないかと思う。病歴を臨床判断に活かすためには，病歴を単なる病歴としてだけではなく，そこに患者の心情を汲みとろうとするような想像的

な読み込みが必要である。大林さんの場合，しこりには 10 年前から気づいていたのに，病院には一度も受診していなかった。それだけでも，病院や医療者に対して強い不安が背後にあることを察するに十分ではないだろうか。

筆者は，緩和チームに新患の依頼があると，できるだけ早い段階で（遅くともその日のうちに），初診から現在に至るまでのカルテにざっとでも目を通し，現病歴を詳細にまとめるようにしている。どういう経緯で受診され，どんな思いでこれまで治療を受けてこられたかを想像しながら病歴をまとめていると，病歴は単なる病歴にとどまらず，病気や治療に対する患者の思いを理解するための入り口になるからである。

■ 方針を立てる

以上をまとめると，年齢，認知と理解，家族状況，入退院の状況と病状（予後の見通し）などからは，本人にオピオイドと伝えても差し支えない状況であると思われた。一方で，オピオイドに対してどのようなイメージを持っておられるかはわからず，やり取りの印象や病歴からは，背後には言葉にならないような強い不安（恐怖）があると思われた。筆者が特に重視したのは病歴で，10 年前からしこりに気づきながら動けなくなるまで病院を受診できなかったということを考えると，さらに，状況によっては説明が不安を増強する場合もあることやノーシーボ効果も考慮に入れると，入院初日からオピオイドであることを伝えないほうがよいのではないかと判断した。

筆者が初めて大林さんと出会ったときのやり取りをもう一度ここに記しておこう。

　　「A 先生から連絡があり，痛みが強いということなので，痛みを和らげるお手伝いということでうかがいました」「お願いします」「どんな具合ですか？」「この 5 日くらいずっと痛くて，夜もほとんど寝ていません」「どこが痛みますか？」「右胸のところと腰のところです」「痛みが楽になるように工夫をしていきたいと思います」「痛みが楽になるのが希望なので，お願いします」

この 1, 2 分ほどの短いやり取りにおいて, 良好な治療関係を作るために丁寧に話を聞こうとする一方で, 同時にこれまで述べてきたようなさまざまな点に思いを巡らせながら, オピオイドをどのように導入するかについて考え, やり取りをしながら方針を立てていたのである。患者の不安が強いからオピオイドであることを伏せるという短絡的な発想ではないということを強調しておきたい。

そこで, まずは「痛み止めを調整します」とだけお伝えして, 薬の詳しい説明は, 痛みが落ち着いてから徐々に行う方針とした。主治医と相談してこの方針について了解を得た後, 病棟の看護師, 薬剤師には, その理由と今後の見通し（ある程度慣れてきた段階で本人にオピオイドであることを伝える）, 副作用の説明の仕方（便秘のみ説明して, その他の症状は経過を見守りながら対応をしていく）を伝え, 対応を統一してもらった。その後は毎日, チームで回診をして, 痛みの具合を聞いたり, レスキュー（頓服）の痛み止めの使用状況をうかがったりしていった。

■ オピオイドが導入されて……

オピオイド（オキシコドン）を開始して痛みは徐々に和らぎ, 安静時痛はほとんどなくなった。入院 3 日目に現時点での検査結果を踏まえて A 先生から病状説明がなされる（乳がんであるということが伝えられた）。悪い病気であるということはある程度予感しておられたようで, さほど取り乱すことなく, 落ち着いて話を聞かれていたとのことであった。

入院 5 日目。少し打ち解けた感じになってこられたので, 「薬の使い方で知っておいてほしいこともあるので, 説明をさせてもらおうと思いますが」と切り出してみたが, すぐに表情がこわばり, 押し黙られたので, 無理に進めないほうがいいと思い, 「今日でないほうがいいですか」と聞くと, 「今日はやめとく」との返事だった。

■ 侵襲的にならない程度の試行

オピオイドであるとは伝えずに, 単に「痛み止め」と説明してオピオイドを導入したが, その方針でよいかどうかは, 治療経過のなかで随時確認して

いく必要がある。本人が薬に対していろいろと疑問を呈し，やはり説明をしたほうがよさそうということになれば，早い段階で説明を行うことも考えられるだろう。逆に，説明を聞きたくないという気持ちが強い間は，無理に推し進めないのがよいだろう。

　それでは，そのタイミングはどうすればわかるのだろうか。入院5日目に「薬の使い方で知っておいてほしいこともあるので，説明をさせてもらおうと思いますが」と言ったのは，説明のタイミングをつかむために，聞きすぎにならない程度に反応を確認しようと思ってのことである。これに対して，大林さんの表情はすぐにこわばり，押し黙られたので，やはり薬の説明は時期尚早と考えて，それ以上は触れずにとどめた。5日たってもまだ薬の説明を受けることには気乗りがしないという状況なのだから，最初からモルヒネの仲間の薬と聞いていたらその動転ぶりは少なからぬものがあったに違いない。このように，オピオイドであることを伏せるという方針でよいかどうか，治療の流れのなかで確認していくのである。

　その後も時々，薬の説明をしましょうかと尋ねたが，このような質問は一種のテストということができる。小テストを繰り返しながら，説明のタイミングを見計らっていたといえる。このようなアプローチを，ここではエディンガー（Edinger, 1996）に倣って，「実験的なアプローチ」と呼んでおこう。もし患者の考えていることが確実にわからなければ，それをテストすればいい，とエディンガーは言う。「ある一定の態度を試し，それによって生じる心的な結果を観察するのである。もし自分の目測が誤っていれば，それを修正することができる。その問題には，経験的/実証的な態度を保つことがとても重要であり……（中略）……意識している限り，自分がやっていることをいつでも修正できる」（Edinger, 1996）。盲目的に，あるいは直観に頼って，そろそろ慣れてきたようだから説明してもいいだろうと説明を行うのではなく，侵襲的にならない程度と頻度で試行（テスト）を行い，その参与的観察に基づいて，話しても大丈夫というタイミングを探るのである。

■ 病院に行けなかった胸の内

入院11日目：

　（ベッドを）「窓側に移してもらいました。少し気分転換になる。足が冷たいのが気になる。ほかは変わりないです。痛みも，強い痛みはなくて，この週末は粉薬をほとんど使っていないよ」

入院15日目：

　「手の運動をしています。足は（良くなるのは）難しそうやね。看護師さんがちゃんと考えてくれて，ティッシュや飲み物を手が届くところに置いてくれています」「ところでどんなお仕事をされていたのですか？」「掃除の仕事。その前は，会社で事務の仕事をしていました。8時間勤務で定年まで勤めて，定年の後も1日何時間か出ていた。そろそろ限界と思って，今年の1月に辞めました。お父さん（ご主人のこと）が前立腺になったから，それで入退院を繰り返していたし，（自分の病気のことは）言えなかった（涙を流される）。思い出すと泣けてくる」。入院後，我々に初めて涙を見せられた。

■ 言葉が心に届くとき

　痛みはおおむね落ち着いていたが，ときどき痛みの波が襲ってくるようで，そういう時にはオピオイドのレスキュー（頓用）を使えることを繰り返し伝えていた。最初は恐る恐る使っておられたが，徐々に慣れてきて，レスキューも使えるようになったので，そろそろ薬の説明を行いたいと考えて，そのタイミングを見計らっていた。

入院後33日目：

　「昨日は夜9時くらいにオキノーム（頓用のオピオイド）を飲んだら，その後は朝まで眠れました。安心するんかな。前みたいに痛くはならなくなった」「それはいい感じですね。だいぶん慣れてこられたと思うので，痛み止めの説明をさせてもらってもいいですか」「ええ，お願いしま

す」「今飲んでいただいている薬はオピオイドといって，モルヒネの仲間のお薬ですが，ちゃんと使えば怖い薬ではないです。副作用はほとんどなくて，ただ前からお話ししているように便秘だけはついてまわるので，下剤の調節はしていきましょう。あと，この薬は痛みに合わせて量の調節ができるので，我慢しなくても，痛いときには痛いと言ってくださいね」「痛いときには我慢しなくても大丈夫なんですね」「はい」

　ここで初めて，痛み止めがオピオイド（医療用麻薬）であることを伝えた。その判断の背景としては，15日目に病院に行けなかった胸の内を初めて話され，信頼関係ができてきたと感じていたこと，そしてオキノームを使うことに対して「安心するんかな」という言葉が聞かれたことがある。そこで，「痛み止めの説明をさせてもらってもいいですか」と切り出したところ，このときはすんなりと「はい，お願いします」との答えが返ってきた。当初の怖がったような表情は見られず，じっとこちらの目を見ながら話を聞いておられた。主治医や看護師，病棟の薬剤師にも，本人に今使っている痛み止めがオピオイドであることを説明したことを伝え，病棟薬剤師から改めて薬の使い方や副作用対策などについて話してもらった。

　このやり取りのなかで，「痛いときには我慢しなくても大丈夫なんですね」という言葉が聞かれた。痛み止めを我慢しなくてもよいという説明を初めて聞いたかのような響きがあるが，実際には入院当初より何度か伝えていた。伝えてはいたが，その言葉が彼女の心には届いていなかったのである。このとき初めて，この言葉が彼女の心に届いたといえる。言葉が心に届くときが来る前にいくら説明を繰り返しても，理解はされない。

　その後は徐々にレスキューの回数が増え，オキシコンチンのベース量も，ご自身から「もう少し増やしてもらったほうがいいと思う」と言われるまでになられた。それに合わせてオキシコンチンも増量し，さらに，薬剤師に「実は痺れもあるんです」と話されたので，鎮痛補助薬も追加したところ，痛みや痺れはほとんど気にならない程度まで和らいだ。入院されて約3カ月後，リハビリ病院へ転院された。その後，数カ月のリハビリを経て，自宅に退院されたと報告があった。車椅子での生活ではあるが，通院治療を続けておら

れる。

■ オピオイドであることを伏せたからうまくいった？

　大林さんの場合，鎮痛薬がオピオイドであることを本人には伝えずに導入することで，疼痛コントロールをスムーズに行うことができた。しかし，結果が良ければよいということにはならない。少なくとも，オピオイドであることを伏せたからうまくいった，と短絡的に結論を出すのは誤りのもとである。オピオイドであることを伏せるという方針は，確かにこのケースでは疼痛コントロールをスムーズに行うことを可能にした条件の一つではあるが，それだけではうまくいかなかっただろう。このケースに倣って，今度からはモルヒネという名前を伏せて使おう，と同じようにやってみても，うまくいかないケースは次々と出てくると思われる。

　一方で，すべてのがん拠点病院に緩和ケアチームが配置され，緩和ケアに関する「正しい知識」と「正しい理解」を普及させようとする現在の流れのなかで，本人にオピオイドであることを伝えずにモルヒネを使うことはやりにくい時代になってきているという現実もある。仮に，主治医が本人にオピオイドと伝えずに治療をしたいと思っても，その判断を尊重できる緩和ケアチームがどのくらいあるだろうか。

　自己防衛という観点からいえば，オピオイドであるということを伝えて導入するほうがよほど楽である。仮にそれで何か問題が起こったとしても，こちらとしては正しい説明を行い，正しい治療を行ったのだから，責められる理由はない。逆に，オピオイドであることを伏せて何か問題が起こった場合，正しい説明を行わなかった緩和チームに非があると責められても仕方がない。オピオイドであることを伏せて導入するには，何か問題が生じたときに責任を引き受けるだけの覚悟が求められる。だからこそ，緻密な観察を続け，状況に応じて柔軟に対処するフォローが必要になるのである。

　筆者はモルヒネと伝えることに常に反対というわけではないし，実際に大林さんにも，時期を見計らってオピオイドであることを伝えている。ただ，筆者としては，オピオイドの導入に際して，一律にオピオイドであることを伝え「正しい説明」を行うだけでは不十分であり，どのように伝えるか，い

つ伝えるかは，一人ひとりの状況や背景によってその都度，上述のような知識とこれまでの経験を総動員して，決めていくのがよいのではないかと考えているのである。こうすればうまくいくという方法はない。患者は一人ひとり感じ方も考え方も異なるし，医療者のほうも一人ひとり異なるからである。とはいえ，独善的な判断になることを避けるためにも，その判断のプロセスをある程度明示できるよう心がけておくことは必要である。そのための方法が，この後で述べる関与的観察である。この関与的観察は，EBM の盲点を補う方法でもあると思われる。EBM では個々の診療のプロセスを振り返ることはできない。そのための方法論がないからである。この点については，次に論じることとしよう。

エビデンスの盲点──プロセスへのまなざし

◆ エビデンスの出番

　大林さんの事例で示したような実践は Evidence-based medicine（EBM）と呼べるだろうか。オピオイドの導入にあたり，年齢，認知と理解，家族状況，入退院の状況，病状（予後の見通し），オピオイドに対するイメージ，病歴ややり取りから推察される不安の程度，説明が安心を与えるとは限らないという経験的知識，ノーシーボ効果などを考慮して，当初はオピオイドであることを伏せたまま導入し，経過のなかでオピオイドであるということを伝えてうまくいった。EBM とは，「個々の患者へのケアについて，最新・最良のエビデンスを，誠実に，明示的に，思慮深く用いること」（Sackett et al., 1996）であるという本来の EBM の定義に照らせば，大林さんの事例を EBM の実践とみなすことはできると思うが，いわゆる「エビデンス」（統計学的研究によって根拠づけられた診断や治療にかかる情報）の出番はほとんどなく，このケースを EBM の実践とみなす医療者は少ないどころか，ほとんどいないのではないかと思う。

　その理由を考えてみると，ガイドラインに従って治療を行ったわけではない，エビデンスがどこにも出てこないなどの意見が思い浮かぶ。大林さんの

事例でいわゆる「エビデンス」を意識したのは，あえていうなら，鎮痛補助薬の選択において，それぞれの薬剤のNNT（number needed to treat：治療必要数）[8]が筆者の頭をかすめたときくらいであろうか。しかし，エビデンスが治療方針を決めたわけではなかった。

それではなぜ，このケースをEBMの実践とみなすことができるのであろうか。それについて述べる前に，診療の拠り所にできるほどエビデンスが揃っているわけではないという現実に目を向けておきたい。緩和医療学会の「がん疼痛の薬物療法に関するガイドライン」（日本緩和医療学会緩和医療ガイドライン委員会，2014）を見ても，53の臨床疑問に対して，「高いエビデンスレベル」（1A，2A）があるものは6項目（11%）しかなく，30の強い推奨（1A，1B，1C）に限っても，「高いエビデンスレベル」（1A）は以下に示す5項目（17%）で，ガイドラインにおける強い推奨の8割以上が「低い」，もしくは「とても低い」エビデンスしかないという状況なのである。ただし，後述（21頁）のように，「だからエビデンスを作り出していかねばならない」と考えているわけでは必ずしもない。グリーンハルも「さらにエビデンスが必要か？」という疑問を投げかけている（Greenhalgh, 2015）。

ガイドラインで高いエビデンスレベルで強い推奨がなされているのは，以下のとおりである。

- 鎮痛薬が投与されていない軽度の痛みのあるがん患者に対して，アセトアミノフェンを使用する。
- 痛みでNSAIDsが投与されているがん患者において，プロスタグランジン製剤，プロトンポンプ阻害薬，高用量のH2受容体拮抗薬のいずれかを使用する。
- モルヒネ徐放性製剤はいずれのものを使用してもよい。
- オピオイドで鎮痛効果が得られない持続痛のある患者において，非オピオイド鎮痛薬・オピオイドを併用する。
- がん疼痛マネジメントについて患者に教育を行う。

---

[8] 絶対リスク減少の逆数で，1例の効果を得るためにその治療を何人の患者に用いなければならないかを示す指標。

オピオイドの使用については、「非オピオイド鎮痛薬で十分な鎮痛効果が得られない、または、中等度以上の痛みのあるがん患者に対して、オピオイドはプラセボに比較して痛みを緩和するか」という臨床疑問に対し、「非オピオイド鎮痛薬で十分な鎮痛効果が得られない、または、中等度以上の痛みのあるがん患者に対して、オピオイドを使用する」との推奨は、1B（強い推奨、低いエビデンスレベル）となっている。

中等度以上の痛みに対して、最初からオピオイドを使う（大林さんのケースでもそうしたのだが）ことについては、最初に非オピオイド・弱オピオイドを投与した群と、最初から強オピオイドを投与した群とを比較した無作為化比較試験（Marinangeli et al., 2004）で、強オピオイドを使用した群では1週間後の疼痛のVAS[9]は有意に改善したが、悪心も有意に多かったという。最初から強オピオイドを使うと痛みは軽くなっても吐き気に苦しむケースが多いという結果であり、痛みと悪心とを総合的にみたときに、最初から強オピオイドを使うことが良いかどうかは判断に迷う結果ではないだろうか。いずれにしても、最初から強オピオイドを使うときには、いかに悪心を生じさせずに痛みを軽減できるかが問われているということになるだろう。

ガイドラインが整備された疾患の治療においてさえ、ガイドラインではなくマインドライン（mindline）[10]が用いられている（Gabbay & le May, 2004）との指摘がある。まして、このケースのようにエビデンスが不十分な状況では、マインドラインに頼らざるをえない。しかし、方法論を意識しながら治療プロセスのなかで生じたことを明示することができる本事例のような臨床実践は、ただやみくもにマインドラインに従って行われた実践と比べると、「個々の患者へのケアについて、最新・最良のエビデンスを、誠実に、明示的に、思慮深く用いること」（Sackett et al., 1996）という、本来のEBMの定義に即したものといえるのではなかろうか。

---

*9　visual analogue scale の略。100mmの線の左端を「痛みなし」、右端を「最悪の痛み」とした場合、患者の痛みの程度を表すところに印を付けてもらう。

*10　心のライン。ガイドラインにかけた造語で、経験に裏打ちされた心に馴染んだやり方のこと。

◆ EBM における個別性

　緩和医療学会の「がん疼痛の薬物療法に関するガイドライン」における推奨のうち，エビデンスレベルが高いものは 2 割に満たないと指摘した。それでは，今後研究が積み重ねられ，高いレベルのエビデンスが集積されるようになれば，問題は解決するだろうか。エビデンスの有無は本質的な問題ではなく，状況はほとんど変わらないのではないかと筆者は考える。それは，エビデンスだけが方針や結果を決めるわけではない (Guyatt et al., 2002；斎藤, 2012) からである。

　EBM において最も信頼性が高いとされる無作為割付臨床試験 (randomized control trial) による系統的レビューから得られるエビデンスは，究極的に確率的なものであるので，どれほどエビデンスが集積したとしても不確実性を逃れることはできない。この点で，「エビデンスに基づく医療」という言い方は誤解を招きやすい。エビデンスを基盤に据えるからには，エビデンスが医療の方向性を決めるかのような印象を与えるからである。実際，多くの医療者がそう考えている。しかし，大林さんの事例でもそうであったが，臨床実践においてエビデンスの出番はそう多くはないと感じるし，エビデンスが方針を決めるというわけでもない。これは，化学療法など，がん治療の方針を決定するうえでも，基本的には同じではないかと筆者は考えている。

　「エビデンスに基づく医療」という言い方は誤解を招くとの私の主張に対して，「EBM 正統派」(斎藤, 2012) からは，本来の EBM は，サケットの定義「個々の患者へのケアについて，最新・最良のエビデンスを，誠実に，明示的に，思慮深く用いること」(Sackett et al., 1996) に示されるように，目の前の患者に特化された個別的な医療を目指している，という反論がなされるかもしれない。しかし，細部まで検討すると，この反論にも微妙な点が多々ある。というのも，ここでいわれている「個別的な医療」は，あくまでエビデンスの適用という平面にとどまっていて，個別の医療実践を深めたり検討したりするというところまでは届いていないことが多いように思われるからである。

　たとえば，EBM 正統派が提唱する，EBM の五つのステップを見てみよう。

ステップ1：患者の問題の定式化

ステップ2：問題についての情報収集

ステップ3：得られた情報の批判的吟味

ステップ4：得られた情報の患者への適用

ステップ5：これまでの実践の評価

　ステップ1と4は目の前の患者への個別の対応であり，EBMが個別的な医療を目指していることの証であるといわれる。そして，このステップ1と4においては，「臨床疫学だけではカバーできない「医療者と患者の対話」が必要とされる」（斎藤, 2012）ことから，ナラティブ・ベイスト・メディスン（NBM）が生まれてきたともいえる。EBMとNBMは本来，相反するものではなく，車の両輪のごとく機能し，医療においてはいずれも欠かすことのできないものであるということもしばしば強調される（斎藤, 2011, 2012, 2014）。さらに一歩踏み込んで，EBMとNBMを統合した「ナラエビ医療」（斎藤, 2011），あるいはリタ・シャロンの提唱するナラティブ・メディスン（Charon, 2006）とEBMを統合した，「ナラティブ・エビデンス・ベイスト・メディスン」（Meza et al., 2011）も提唱されている。

　しかし，ここにはいくつかの盲点がある。たとえば，EBMのステップ1では，臨床疑問（クリニカル・クエスチョン）の定式化の基本形として，以下の四つの要素を識別することが重要とされる。

(1)　どんな患者に　（P：Patient）

(2)　何をすると　　（I：Intervention，またはE：Exposure）

(3)　何と比較して　（C：Comparison）

(4)　どうなるか　　（O：Outcome）

　これらの項目は，その頭文字をとってPICO（PECO）と呼ばれるが，臨床疑問は，後続のステップ2，ステップ3での文献検索と吟味を行うために，PICOの形式に置き換えることが求められる。ナラティブ・メディスンとEBMの統合を説くメザら（Meza et al., 2011）は，EBMの五つのステップ

第 1 章　説明が安心を与えるとは限らない　*23*

を NBM と統合させる形で，診断と治療のそれぞれについて五つのステップ
を提唱しているが，いずれにおいてもステップ 1 で，患者の語りを「臨床的
に適切な質問」に，すなわち PICO の形式に移すことが求められている。

　この定式化への圧力は決して小さいものではない。EBM を実践するため
には，患者の語りを PECO の形式に翻訳しなければならなくなり，それは医
療者の話の聴き方にも少なからぬ影響を与えるからである。EBM 正統派に
おいても，このあたりの問題意識が反映されているのであろうが，サケット
らの教科書の第 3 版（Straus et al., 2005）では，EBM とは「最良のエビデン
ス」「臨床的技能」「患者の価値」「患者の状況」という四つの要素を統合す
ることであると述べられている。しかし，「患者の価値」や「患者の状況」を
組み込んで医療を実践するための方法論を EBM が示しているようには思わ
れない。その結果，個別の価値を尊重すると言いながら，結果的に「EBM は
エビデンスのある治療を行うことである」という限界を超えることができな
いままになっているのではないかと思われる。

◆ 関与しながらの観察

　医療のプロセスを見る方法を持たなければ，エビデンスが集積しても盲点
は盲点のまま残る。EBM におけるエビデンスは，基本的には統計学的に検
証されたものを指すが，これは裏を返せば，ある一定の条件を満たしたとき
にある一定の確率で結果が期待できる，ということにほかならない。つまり，
インプットとアウトプットは見るが，その途中はブラックボックスとなって
いて視界の外にとどまる。EBM の実践において，プロセスを見るための方
法を自覚的に取り入れなければ，盲点は相変わらず盲点のまま残る。この限
界を超えるための一つの方法として，ここでは「関与的観察」（関与しながら
の観察）（Sullivan, 1954）という方法を挙げておきたい。

　大林さんのケースで，「モルヒネ」という名前を伏せて痛みの治療を行った
のは，一昔前のパターナリスティック（父権主義的）なおまかせ医療への回
帰を目指したものでも，直感に頼った行き当たりばったりの方針によるもの
でもない。「関与しながらの観察」を慎重に行うなかで形成された見通しに基
づくものである。「関与しながらの観察」とは，アメリカの精神科医にして精

神分析家のサリヴァン (Sullivan, 1954) が治療者に求められる態度として述べたもので，文化人類学における調査手法を治療における方法論として取り入れたものである。

　純粋に客観的な観察は「関与なしの観察」である。しかし，臨床場面で患者と関わりを持つ限り，「関与なしの観察」はありえない。仮に，純粋に客観的な立場を貫いたとしても，「関与しない」という態度そのものが患者に影響を与えるからである。サリヴァンも，「精神科医が一隅に身を隠しながら自分の感覚器を利用して他の人間の行為を認知することはできない。道具を使って感覚をどんなに鋭くしてもだめである。……精神科医の主要観察用具はその「自己」である。その人格である。個人としての彼である」と述べている。患者との関係について考えるのであれば，この言葉は精神科医に限定されるものではなく，すべての医療者に当てはまる。

　一方，「観察なしの関与」は盲目的になりやすい。患者の語りに耳を傾けつつ，同時に，相互にやり取りしている二者（自分と患者と）を観察する目を持つことにより，やり取りを振り返ったり，自分の盲点や弱点に気づいたりすることができる。そうすることで臨床の力は磨かれていくのである。サリヴァンは「精神医学のデータは，関与的観察を通してのみ獲得できるものである」と述べ，「科学的検討に適合してデータとなりうるものは，過程および過程の変化である」と述べている（ここでも，精神医学を医療全般に置き換えて読んでほしい）。「過程および過程の変化」について考えようと思えば，「関与的観察」を意識して記録を残していくことが必要になる。

◆ 語りに基づく事例記録

　「関与的観察」の姿勢を基本に据えて記録を残す際，筆者は臨床心理における記録方法に倣って記録を残してきた。患者とのやり取りを，記憶に基づいて逐語的に残すのである。ここでの目的は，患者とのやり取りを正確に記録に残すというよりはむしろ，患者の語りをどう聞いたかを振り返るところにある。患者の語りとこちら側の語りとを正確にすべて記録に残そうとするよりは，診療の流れの要点を患者の生の語りを交えながら記録にとどめるくらいのスタンスでよい。各回の記録は，長くても A4 の用紙 1 枚くらいに収ま

るのを目安とし，数行程度で十分である。私は，基本的には，長くとも電子
カルテの記録画面で頁送りをしなくても読めるくらいの分量を上限の目安と
してきた（斎藤・岸本，2003）。これをここでは「語りに基づく事例記録」
(narrative based case record) と呼んでおこう。

　カルテを記載するときに差し障りがない範囲で生の語りを交えたやり取り
を数行程度残していくということを日々重ねるだけでも，患者とのやり取り
や診療のプロセスが随分と見えてくる。ただし，SOAP 形式で S の欄に患者
の語りだけをカルテに残すこともよく見られるが，これでは相互的なやり取
りが視界に入らない。同じ「痛いです」という言葉でも，「痛いですか？」と
尋ねて「痛いです」と答えられた場合と，自発的に「痛いです」と言われた
場合とでは，その意味合いが異なってくるからである。自分の関わりが相手
にどのような影響を与えているかを見るためには，患者の言葉と同じように，
自分の言葉にも意識を向ける必要がある。

◆ プロセス・レコードとの異同

　類似の形式としてプロセス・レコードがある。以前，ナラティブ・メディ
スンのリタ・シャロンが来日したとき，筆者がやっていることを説明したら，
「それはプロセス・レコードですね」と言われて違和感を抱いたものの，うま
く説明ができなかった。その後，プロセス・レコードについても調べ，現時
点では以下のように考えている。

　プロセス・レコード (process recording) は，看護領域やソーシャルワー
クで主として教育目的で行われることが多く，看護領域ではペプロウ
(Peplau, 1952/1973) が最初に提唱し，オーランド (Orlando, I. J.) の看護過
程論による議論を受けて洗練されたが，その書式にはさまざまなものがある。
ペプロウは，患者の反応と自分の反応を 2 列のカラムに分けて，やり取りを
する前の患者の様子，それに対する自分の反応（言動，思ったこと感じたこ
と），それに対する患者の反応，それに対する自分の反応，というように，そ
れぞれの反応をそれぞれのカラムに書き込んでいく書式を提唱した。あらか
じめ決められた期間，上記の記述を続け，後で分析を行うのである。患者と
自分の逐語的なやり取りを 1 列目に書き，2 列目には自分の反応を，3 列目

にはその分析を，4列目にスーパーヴァイザーのコメントを書き込む，という書式もある。患者の言動，自分が感じたこと，考えたこと，自分の言動，分析を，それぞれ別の列に書き込む書式もある。いずれにしても，ある特定の場面に限定して，患者とのやり取りを，患者の反応や自分の反応とともに，できるだけ正確に再現し，詳細に分析することが基本であるように見受けられる。

　一方，筆者が行ってきた「語りに基づく事例記録」においては，特定の場面に焦点を当てるのではなく，カルテの記録形式そのものを語りベースに変えるという点がまず異なる。たとえば，SOAP 形式でカルテを書く場合，Sの欄の記載を語りベースにして，医療者と患者のやり取りの生の語りを，記憶に基づいてそのまま逐語的に残すのであるが，たくさん書く必要はなく，2，3行でも十分である。先に述べたように，私の場合，長くても電子カルテで頁送りをしなくても見られるくらいの分量を目安としている。

　その際，患者の言葉とこちらの言葉を逐一取り上げて分析するのではなく，顕微鏡の倍率を少し落とすようなつもりで，会話の流れを再現しようとする。すべてを同じ密度でできるだけ正確に再現しようとすると，そのような姿勢が聞き方に影響し，聞き手の心の流れが滞ってしまうということも起こりうる。自然に会話が流れるように心がけ，そういうスタンスを保ちつつ，診察やケアが終わった後，（できるだけ時間を空けずに）記憶に残っているやり取りを逐語的に残していく。

◆ 診療記録を語りベースにする

　このようなやり方で記録を残すことは，客観性を欠き，主観的な記述にとどまるのではないか，との批判もあるだろう。テープやビデオで記録を残すほうが客観的なのではないかとの意見もあるだろう。しかし，「言葉」(words)と「意味」(meaning) とは異なる (Spence, 1982)。テープレコーダーは「言葉」を記録に残すことはできても，その「意味」までは，話を聞きながら感じたり考えたりしたことまでは，記録してくれない。記憶に基づいて逐語録を残すことで，自分がその話をどのように聞いたかを振り返ることができるし，その文体や書き方に自分の聞き方が滲み出てくる。さらには，自分のこ

とを観察するもう一つの目が育ってくる。臨床場面で話を聞くのはほかでも
ないこの私であり，この私が話をどう聞いたかということを振り返るには，
自分が聞いたことを書き残していくよりほかない。この方法を筆者は臨床心
理学から学んだ。

　このような記録を，たとえば治療開始から治療終了まで経時的に示すと，
聞き手もまるで自分が診療場面に立ち会っているかのように治療経過を追体
験できる。プロセス・レコードを用いてこのような検討がなされることはこ
れまでなかったのではなかろうか。

　「関与的観察」（関与しながらの観察）は，人が思うほど難しくはないが，
人が思うほど易しくもない。患者とやり取りする腕を磨くためには，患者と
自分のやり取りを記録に残して振り返るという関与的観察を繰り返すほかな
いと筆者は考えている。この点を意識しながらやり取りをすると，関与的観
察の記録を残すことは，ある程度できるようになる。しかし，盲点や弱点に
なる部分は，無意識のうちに視界からこぼれ落ちていきやすい。前に診た○
○と同じようなケース，と思ってしまうと，細部に目が向かなくなる。一例
一例を新たなケースとして，不断に「関与しながらの観察」を行うには，意
識的な努力を要する。

　筆者は医者になったときから，「関与しながらの観察」を意識して，カルテ
とは別に患者とのやり取りを残してきた。ここ 10 年ほどは緩和ケアチーム
としての仕事が中心なので，カルテに語りベースの記録を取り入れている。
本書で事例の詳細な検討ができるのも，関与的観察の記録を残しているから
である。診療のプロセスという EBM の盲点に目を向けるためには，「関与的
観察」の姿勢を持って「語りに基づく事例記録」を残していくことがまずは
出発点となる。

第2章 まず聞いてから考える

■ 混沌とした感覚

　三木さん（50代男性，仮名）は，夜，窓から飛び降りそうになり心配とのことで，X年11月20日に緩和ケアチームに紹介された。X年9月頃から労作時に右胸痛を自覚していたが，10月24日に痛みが強くなり近くの総合病院を受診したところ，そのまま入院となった。CTで右肺上葉の腫瘍影を指摘され，痛みに対しては通常の鎮痛薬にオピオイドが導入されていたが，軽快したものの，痛みはまだ残っている状態であった。10月28日に当院（当時筆者がいた病院）の呼吸器内科に紹介され，精査の結果，右肺尖部の腺がん（臨床病期ⅢA〈T3N2M0〉）と診断された。主治医のB先生は放射線治療と抗がん剤の併用による治療を勧められたが，本人がどうしても化学療法はしたくないとのことで，11月12日から放射線治療単独にて治療が開始されていた。11月17日には感染性肺炎を合併し，抗生剤治療が開始となっている。

　B先生からの緩和チームへの依頼状には「神経障害性と思われる右上腕痛が遷延しているのですが，夜間の浅眠があり，2，3日前からご自身でも混沌とした感覚，たとえば，実際にはしていないのに喫煙しているように感じたり，窓から飛び出しそうになったり，自身の葬儀に参列しているように感じたりするということが出現しており，鎮痛剤を増量しづらいと感じています。眠剤変更も無効でした」と書かれていた。

第2章　まず聞いてから考える　*29*

　早速チームの看護師と病室を訪れ，「B 先生からご紹介いただいて，痛みや睡眠のことなど相談にのらせていただこうと思ってうかがいましたが，いかがですか？」と切り出したところ，次のように話された。

　　「昨日の夜，なんか変な夢を見て，病室なんですが自分の葬儀場のような感じで，なんか知らないうちに窓を開けて窓から出ようとしていて，ふと我に返って，危ない，危ないと思ってびっくりしました。それで，今日は危ないので窓際でない所にベッドを変えてもらったのですが，自分でもわからずにそういうことになったので心配です」「いろいろと考えが浮かんでくる感じがありますか？」「そうですね。自分は自営なんですが，今店を閉めているので収入もなくなりますし，従業員もいますので，そのこととか考えると……」「店は閉めておられる？」「ええ。職人は自分だけなので，自分がいないと開けません。それで，バイトの子には次の仕事を探すようにと言ったのですが，帰ってくるまで待ってますからと言われて，それもかえってプレッシャーで。でも嫁さんにはあまり考え過ぎないようにと言われてます……」「痛みはずっとある感じですか？」「痺れ（しび）たような感じはずっとあります」「オキノームは効きますか？」「ずっと飲んでいるのでわからないですが」「飲んだ後，痛みが軽くなります？　それとも変わらないですか？」「それは飲んだら軽くなります。弟が今年の春に亡くなりました。解剖でくも膜下出血とのことでした。兄と父と弟と，いずれも 40 代で亡くなっているんです。兄はお酒で，父もお酒でした。それで自分もやっと 50 を迎えたと思ったらこんなことになって。病気になる前に弟が夢に何度か出てきたので，自分を迎えに来たのかなとも思いました」

■夢は現実の如く，現実は夢の如く聞く

　B 先生はうつ病のことも心配しておられたが，窓から飛び降りようとしていたエピソードについては，うつ病による自殺企図の可能性は低いと思われた。うつについては章を改めて論じる予定（第 5 章を参照されたい）だが，抑うつ気分は目立たず，食欲もそれほど落ちていなかった。上記のエピソー

ドは夢を見ている間に生じていて，覚醒すると自分の行動を危ないと感じておられたことから，REM 睡眠関連行動障害 (Schenck et al., 1986) と見立てた。

REM 睡眠は，睡眠中に急速眼球運動が認められる睡眠相を指し，脳波は覚醒時と同様の振幅を示すが，外見的には寝ており，骨格筋の運動も抑制されている。90〜110 分の周期で周期的に見られ，REM 睡眠中に覚醒させると夢を見ていたと報告されることが多かったため，夢見を反映すると考えられていた。後に REM 睡眠と夢見とは別のメカニズムであることが判明する（詳しくは第 8 章を参照されたい）が，いずれにしても，夢を見ているときに何らかの原因で運動の抑制が効かなくなり，夢で見ていることをそのまま行動に移してしまうのが REM 睡眠関連行動障害である。これと類似の病態に睡眠時遊行症，いわゆる夢遊病があるが，その場合，本人はこの間のことを覚えておらず，non-REM 睡眠時に起こるとされている。

医学的には REM 睡眠関連行動障害との診断が念頭に浮かぶが，この診断に基づいて投薬をすれば問題は解決するかといえば，問題はそれほど単純ではないだろう。上記の語りベースの記録から明らかなように，三木さん自身の視点からすれば，兄と父と弟が皆 40 代で亡くなられている家系のなかで，やっと 50 を迎えたと思った矢先に病気のことがわかったわけで，次は自分の番かという死の恐怖は，想像を絶するものがあるのではないかと思われる。これは，解釈などしなくてもその恐怖が伝わってくる葬儀場の夢からも察せられる。夢の内容は意識で制御できるものではないのだから（こんな夢を見たいと思っても，そのとおりの夢を見ることは稀なのだから），その内容を単なる空想や絵空ごととして聞き流すのではなく，大切な心的体験が語られていると受けとめて聞いていくことが大切である。

夢については第 8 章で詳しく論じるが，近年の脳科学の知見によると，夢見の神経回路と基本的感情の神経回路には重なりが認められ，夢は感情がその駆動力となる可能性が強く示唆されている (Solms & Turnbull, 2002)。診察のときには普通にしているように見えても，夢の内容からは，その背後で強い感情が蠢いていることが察せられるのである。

かつて筆者が心理療法のトレーニングを受けていたとき，「夢は現実の如

く，現実は夢の如く聞くのがよい」というアドバイスを受けたことがあった。これは先の脳科学の知見と照らしても理にかなっている。夢が自発的に語られるときは，その内容は荒唐無稽だったり非現実的だったりしても，深いところで感情が動いている可能性が高いからである。そのことを念頭に置いて，夢で語られることをあたかも現実のことであるかのように聞いていくことで，夢で体験された感情に共感することが可能となる。REM 睡眠関連行動障害と見立てて投薬するというのは，三人称的な視点からのアプローチであるが，同時に夢の内容を現実の如く聞きながらその恐怖感をこちら側も感じていく，つまり一人称的な視点からのアプローチも同時に行わないと，治療効果は半減する。

■ 睡眠か痛みか

　両方のアプローチを意識したとしても，REM 睡眠関連行動障害と診断するだけでは，治療への糸口はつかめない。三木さんの問題は，睡眠だけではないからである。B 先生の依頼内容をもう一度見てみよう。「神経障害性と思われる右上腕痛が遷延しているのですが，夜間の浅眠があり，2，3 日前からご自身でも混沌とした感覚，たとえば，実際にはしていないのに喫煙しているように感じたり，窓から飛び出しそうになったり，自身の葬儀に参列しているように感じたりするということが出現しており，鎮痛剤を増量しづらいと感じています。眠剤変更も無効でした」。

　治療経過からは，まず，痛みが遷延していて眠りが浅くなることが続くなかで，夢と現実とが混沌とした感覚が生じてきたようである。したがって，痛みへのアプローチを行えば睡眠が改善することも考えられる。ベンゾジアゼピン系の睡眠薬はすでに数種類が試みられて効果は上げておらず，先に痛みからアプローチをするほうがよいようにも思える。どのように治療方針を組み立てるのがよいだろうか。

　「発病の論理と回復の論理は異なる」と言ったのは中井久夫である（正確にいえば，中井にこの言葉を教えたのは，京都大学ウイルス研究所の免疫病理学者，天野重安教授だとのことである〈中井，2009〉）。問題の原因を明らかにすることと，問題を解決に導くこととは別の問題なのだが，臨床現場では

意外にこのことは忘れられてしまい，原因探しに血眼になるということも少なくない。逆に，原因がはっきりしなくても問題が解消されることもしばしばある。痛みの遷延がREM睡眠関連行動障害をもたらしたとしても，痛みをとれば問題が解決するという保証はないし，睡眠が確保されれば痛みの問題も和らいでくるという可能性もないわけではない。痛みと睡眠を同時に標的にして治療を行うという方法も考えられるだろう。

　ここで大切なことは，事前に方針を固めすぎないということである。筆者の経験では，「まず聞いてから考える」というナラティブ・アプローチのスタンスを基本に置くほうが，患者との関係を作るうえでもやりやすいし，その後の治療の流れもスムーズになる*11。

■ セミオープンな問いから手がかりを探る

　そこで，最初のやり取りを振り返ってみよう。「B先生からご紹介いただいて，痛みや睡眠のことなど相談にのらせていただこうと思ってうかがいましたが，いかがですか？」と，セミオープンな形で切り出したところ，まず夢のことが語られた。セミオープンというのは，「痛みと睡眠のことなど」と，話題をある程度限定して提示しながらも，「いかがですか？」と自由に語ることも可能にするような聞き方をしているからである。あまりにオープンな問いはかえって話しにくく，ある程度話題を限定しつつも自由に語ってもらえるような，セミオープンな問いのほうが，関係をスムーズに築けるのではないかとの感触を持っている。

　このセミオープンな問いに対して，こちらは夢について何も尋ねていないにもかかわらず，夢のことが語られた。このことは，三木さんの心の中で，その夢が占める位置が大きくかつ前景に立っているということを意味する。そうだとすれば，睡眠の調整から入るほうがスムーズにいくのではないか，という考えが浮かんでくる。夢に圧倒されている感じを受けたので，覚

---

*11　ここで論じていることは，投薬に限らず，排尿のための管を入れる，食事の形態を決めるなど，さまざまな場面で同様のことは問題となるので，医師以外の方が「自分は投薬できないから関係ない」と思うのではなく，さまざまなケアや処置につながる話として読んでほしい。

醒時でもいろいろな考えが溢れてくる感じはないかと思い，「いろいろと考えが浮かんでくる感じがありますか？」と尋ねたところ，起きている間は仕事のことが気にかかっているようであった。いずれにしても，いろいろな考えが次々と浮かんできて，心はあまり休まる余裕がないようである。

　一区切りつくところまで仕事の話を聞いたところで，こちらから痛みについて尋ねたが，質問には答えられるものの，いくつか質問した後で質問を控えて話の流れに任せると，再び，兄弟や父の死の話から夢のことについても話された。少なくともここまでのやり取りで，痛みはあまり大きな問題として感じてはおられないようだった。三木さんにとっては，痛みよりは死が差し迫っているように感じておられること，夢と現実が混乱するほど夢に圧倒されていることのほうが危急の問題であるように思われた。これらの流れから，痛みを入り口にするよりは，睡眠の調整から入るほうがスムーズではないかという最初の印象が確かめられた。

　本人には，「うつ病の可能性は低く，いわゆる夢遊病に近い状態だと思うので，睡眠を深くすることを目指してお薬を調節しましょう」と伝えて同意を得，ミアンセリン10mgを処方した。ミアンセリンは四環系抗うつ薬に分類される薬である。うつではないと言いながら抗うつ薬を出していることに矛盾を感じられるかもしれないが，ミアンセリンは抗うつ効果はほとんどなく，焦りを和らげ，眠気を催す効果があるとされる。焦りを和らげ，睡眠を深くしてしっかり眠ることができるようにということを意図して処方したのであり，抗うつ薬として処方したわけではない[*12]。

■ 痛みと痺れ

　翌11月21日に訪室すると，妻もおられ，一緒に話をうかがった。（「　」は本人，〈　〉は妻の言葉である）

　　「昨日は良く眠れました。夢も見なかった。見なかったというか，少しもやもやとした夢はあるけど，ぐっすり眠れた。朝はすっきりしていま

＊12　ミアンセリンのこのような使用法を教えていただいたのは精神科医の松本晃明先生（現・静岡市こころの健康センター所長）である。

す」〈家でもときどきあるんです，夢遊病みたいな。それが病院になって環境変わって，余計に出たんでしょうね。若いときからときどきあるんです〉「若いときからはないやろ」〈いやいや〉「病院だとね，窓から落ちたら怖いしね。痺れの感じも今日は落ち着いています。いろんな人に見てもらったほうが安心なので，お願いします」

夜はよく眠れたようで表情も良く，夫婦ともに落ち着いておられる様子であった。痺れも和らいできていた。睡眠も多少の波はあるものの，リズムができてきた。妻によると，REM 睡眠関連行動障害と思われるような症状は若いときからあったようである。和らいできたとはいえ痺れも残っているとのことで，主治医の B 先生と相談して，11 月 24 日から鎮痛補助薬を 1 錠追加した。

11 月 25 日：
「眠るほうは順調で，薬も合っている感じです。睡眠のリズムもできてきました。夢は見ていますが，前のような変な夢ではないです。また見たかという感じの夢もありますが，全体にぼやけている感じです。焦りも強かったので，今は焦っても仕方ないと思うようにしています。一日一日，良い方向に向かうようにするしかないと。こうしていると仕事に早く戻りたいという気持ちがありますが，昨日も嫁に焦っても仕方ない。今回はちゃんと治療をしっかり受けてから帰ってきたら？　あんたは医者じゃないんだからわからないでしょ。ちゃんとそこは先生にお任せしたら，と言われました」

11 月 27 日：
「調子いいですよ。痛みがだいぶ減りました。痺れはありますけどね。夜も眠れています。調子が良くなったら日中は手持ち無沙汰ですが，いろいろなことは考えないように，メールとかも入ると気になるので（妻には）するな，と言ってあるんです。見ると仕事したくなりますからね。でも全体には良い方向に向かっている感じがします」

12月1日：
　「調子いいです。寝るほうもぐっすりというわけではなくても，よく眠れます。リズムもできてきました。痛みよりは痺れのほうが勝っている感じですが，痺れもそんなに気になるほどではないです。薬は今のままでよいです」

　痛みや痺れの症状は落ち着いてきており，放射線治療の効果もさらに期待できる。夢をときどき見るのは続いているようだが，以前のような変な夢は見ないとのことで，睡眠の状態も安定してきた。睡眠がとれるようになり，焦りも和らいで精神的に落ち着いてこられただけでなく，痛みも痺れも和らいできている。鎮痛薬については，鎮痛補助薬1錠を新たに開始した以外は変更していないが，痛みも痺れも気にならないほどになってきた。
　ところで，この痛みはがんによる痛みだろうか。それとも心の痛みであろうか。後でもう少し詳しく述べるが，筆者は区別できないと考えている。身体的な痛みの訴えのなかに，同時に心が痛んでいるという響きを聞いておくことが，疼痛コントロールの秘訣である。

■ 先生に全部お任せします
　体調も精神的にも落ち着いて来られたなかで，今後の治療についても考えておられるようであった。

12月4日：
　「調子いいですよ。夜も寝れますし，寝すぎるくらいです。日中は手持ち無沙汰で。昨日もB先生とも話しましたが，先生も気を遣ってくださって，先生に全部お任せします，と言ったら，先生から気になるところがあれば何でも言ってください，と言っていただきました。治療のことは素人なので自分でもわからないですし，こうしたら，と言ってもらえたほうが，気は楽ですけどね」

11月25日の語りのなかでも，治療について，奥さんから「先生にお任せ

したら」と言われたことが語られたが，この頃から「治療のことは素人なので
わからない」「先生にこうしたら，と言ってもらえたほうが，気が楽」と
いった言葉がよく聞かれるようになった。これらの言葉を聞きながら，一度
は断ったが化学療法を受けたい，あるいは受けないことも心配，という気持
ちが出てきたように感じられたので，B先生に私が感じていることをお伝え
していた。当初はご本人が希望されず，化学療法は見合わせとなっていたが，
もともとB先生も，年齢的にみても病状から判断しても化学療法を勧めた
い，そのほうが予後が期待できると思っておられ，本人とまた話してみます
とのことであった。

12月5日：
　「昨日，B先生から話がありまして，やっぱり悩んでいます。どうした
らいいか自分でもよくわからない。嫁には自分で決めるようにと言われ
ました。自分も素人なんでわからないんですが，12月中旬に放射線治療
が終わったら家に戻れるか，と思ったりもしていましたが，だからといっ
て仕事ができるかといえば，そういうわけでもないでしょうし」「昨日の
夜は眠れました？」「いや，昨日はいろいろ考えて眠れませんでした。自
分で決めるしかないと思うんですけど，わからないんです。こういうと
ころは優柔不断で頑固さがないので困ります」

　化学療法については悩んでおられる様子であった。その夜は眠れないよう
であったが，病棟の担当看護師にも話を聞いてもらって，不眠への配慮もさ
れていたので，前のようにまた窓から飛び降りようとするなどの心配はなさ
そうであった。私はカルテに「化学療法については，するにせよしないにせ
よ，ご本人の気持ちを尊重したい」と添えておいた。

12月8日：
　「夜はいつものように眠れます。なかなか前に進まなくて。というか，
自分で進まなくさせているんですけど。いろいろ考えても仕方ないんで，
わからないですし，抗がん剤治療はやることに決めました。B先生もと

てもいい先生で，ちゃんといろいろ話してもらいましたし，やっぱりこのまま退院するのは中途半端なので，きちんと治療して帰ろうと思いました。ただ治療は初めてなので，イメージも湧きませんし，わからないことだらけなので，またいろいろ聞くと思いますが，よろしくお願いします」

　こうして，抗がん剤治療を受けることに決められた。夜はまた眠れるようになられ，睡眠についても安定してきた。抗がん剤治療を行うということで放射線治療のスケジュールが変更となり（線量を減量して予定より早く終了となった），12月12日に抗がん剤治療が行われた。日中に少し眠気が残るようになり，オピオイドを減量したが，痛みがまた出てきたので，結局は元の量に戻して痛みも落ち着き，年末に退院された。この間，抗がん剤による副作用はほとんど認められなかった。

　診断当初は右手の症状が強く，仕事では道具を使うため，自営の店もたたむことを考えておられたようだが，オピオイドを開始して症状も和らぎ，仕事も続けられるのではないかとの思いも出始めていた。実際，少しずつリハビリを始められ，仕事の道具も徐々に使えるという自信がついてきて，2回目の化学療法を終えたあたりから仕事を徐々に再開された。

　その後，合計5コースの化学療法が施行され，寛解を得た。初発から2年半以上経過しているが再発を認めず，この間，オピオイドも徐々に減量され中止となった。

■ 早期からの緩和？

　REM睡眠関連行動障害と思われる症状をきっかけに緩和チームに紹介があり，話を聞くなかから，まずは睡眠の調整を試みるのが良いと判断して，投薬も行った。夜眠れるようになるにつれ，痺れのことが話題になるようになり，痺れが治まってくると今後の治療について，「治療のことは素人なのでわからない」「先生にこうしてもらったらと言ってもらえたほうが，気が楽」などの言葉が聞かれるようになった。明言はされないものの，一度は断った抗がん剤治療について迷っておられると感じたので，主治医のB先生にもそ

の印象を伝えたところ，頃合いを見計らって改めて治療方針について話し合われた。そうして，最終的には抗がん剤を受けることに気持ちを固められた。

　経過を振り返ってみれば，三木さんの治療過程において，結果として，緩和ケアチームはがん治療早期から介入を行い，睡眠の調整や疼痛コントロールに加えて，一度は受けないと言っておられた化学療法を受けるという気持ちの変化に同行し，また仕事についても復帰への気持ちを支えたといえるであろう。緩和チームの早期からの介入も，意思決定支援や就労支援も，緩和医療学会の取り組みや，がん対策基本法で推奨される緩和医療推進の動向に即応しているといえるが，三木さんへの緩和サポートの展開は，結果としてそうなったということであって，最初から目論まれたものではなかった。三木さんは，化学療法を希望されず，放射線療法単独で治療が開始されていたが，もし我々が「化学療法を拒否した患者」という目で見ていたら，上記のような展開にはならなかっただろう。

　患者に対して抱く物語がその後の展開に大きく影響する。判断を宙吊りにして話を聞いていく，という姿勢で臨むほうが，後の展開の土台となるのである（岸本，2015a）。事前に目標を設定してそれをクリアしていくというスタンスでは，このような展開が生じたかは甚だ疑問である。目標設定型のアプローチでは，その目標以外のことが視野に入りにくくなるからである。早期からの緩和も，意思決定支援や就労支援も，一般論としては推奨されることかもしれないが，臨床実践の現場では，むしろこれらをカッコに入れて，「話を聞いてからこちらがどのように役に立てるかを考えていく」というスタンスを，常にすでに持っているようでありたい[13]。

---

[13]　小森康永先生からは，11月21日の「家でもときどきあるんです，夢遊病みたいな。……若いときからときどきあるんです」という妻の語りが診断前にないと，軽度のせん妄との鑑別に迷いが出る，と指摘していただいた。この「軽度」について，意識障害の程度が軽いという意味か，それとも一過性（速やかに回復された）という意味か確認したところ，「軽度の」は不正確だと認められたうえで，「ただ，（「軽度のせん妄」は）「せん妄」という診断がつくかつかないかの，グレーゾーンに使うことが多いようです。正確には診断基準を満たさなくとも，ハイリスクであり，その移行を見越して対処していくべきものというイメージです。……私の病院はホスピス・緩和ケア病棟がありませんので，「せん妄」は（終末期せん妄の多くを除いて）基本的に回復するものというコンセンサスがあります。ですので，せん妄の四つの診断基準の

第2章　まず聞いてから考える　*39*

エビデンスの盲点──部分を足しても全体にはならない

◆ 客観的な評価

　緩和ケアの実践をエビデンスに基づいたものにするために，客観的な評価が必要だと考えられている。そして，緩和医療の領域では，緩和ケアの成果とケアの質の高さを客観的に評価するために，STAS-J（Japanese version of Support Team Assessment Schedule）という評価ツールが用いられることが多い（STAS ワーキング・グループ，2007）。STAS-J は緩和医療におけるエビデンス集積のための基本ともいえる。今勤務している病院でも，私が赴任したときにはすでに，プライマリ看護師が STAS-J を用いて評価を行い，入院後 1 週間を目処にカンファレスで検討するということが実践されていて，それは今も続いている。しかし，筆者は STAS-J による評価には当初から違和感を抱いていた。

　歴史的に見ると，もともと STAS は，英国のヒギンソン（Higginson, I. J.）らによって開発されたホスピス・緩和ケアの評価尺度だが，その背景には，1980 年代から，英国におけるホスピス・緩和ケアが公的医療サービス（NHS）の補助を受け，その制度に組み込まれるようになったという事情があ

一つ「意識障害」の「障害」という意味は強調されず，眠気程度でもそれをプラスととります。それによって，「低活動型せん妄」が理解しやすくなります。少量のメジャーの眠前投与で改善するケースや，抗うつ薬を処方されることでせん妄が賦活されるケースを見逃さないためです」と，精神科医としてストレートな指摘をしていただいた。私自身は，軽い意識障害という意味での「軽度のせん妄」は，意識の変容状態ととらえて，その世界のなかに入ろうとする傾向があり，あまり「軽度のせん妄」という診断をしない傾向がある。

　なお，終末期せん妄については，終末期の 9 割の患者がせん妄になると「緩和ケア研修会」では教えられるが，ほとんどの人がせん妄状態で亡くなるというのは，あまりに悲しいではないか。9 割の人が通る道であれば，病名を与えるよりも，自然な道行きととらえるほうが良いのではないだろうか。

　このような問題意識から，筆者はせん妄を意識の障害ととらえるだけでなく，意識の変容ととらえ，理解する手立てがないかいろいろ考えている。せん妄については第 6 章でも考察する。1986 年刊行の Schenck らの論文のことを教えていただいたのも小森先生である。

る。つまり，公的資金を投入することの意義を明らかにすることを目的に開発されたものである。第三者に向けて，自分たちが行っているケアの意義をアピールすることを出発点としたツールである，ということをまずは押さえておく必要がある。

コアとなる主要項目として挙げられているのは，「痛みのコントロール」「痛み以外の症状が患者に及ぼす影響」「患者の不安」「家族の不安」「患者の病状認識」「家族の病状認識」「患者と家族のコミュニケーション」「医療専門職間のコミュニケーション」「患者・家族に対する医療専門職とのコミュニケーション」の9項目である（図2-1参照）。評価は，医師，看護師など，医療専門職による「他者評価」という方法をとり，各項目について基本的には0〜4の5段階のスコアによって評価がなされる。

◆ 全体とは部分の総和以上のものである

このように項目ごとに評価を行うことにどのような問題があるのだろうか。エビデンスに基づいた科学的な実践を行うためには，このような客観的な評価は不可欠であるとの意見も根強いと思われる。

第一の問題点として，部分を足しても全体にはならないということをまず強調しておきたい。緩和医療において問題となる症状は，それだけを取り上げて，ピンポイントに解決策を提示できるようなものであることは少ない。症状緩和はむしろ，もつれた糸をほぐすのと似ている。一本の糸だけを強く引っ張ると，余計にもつれてしまう。全体を，ああでもないこうでもないと，あちこちの角度から眺めながら，あっちを少し引っ張り，こっちを少しほぐしと，緩めたり引っ張ったりするうちに徐々にほぐれていくのである。このような関わりをするためには，ある程度全体が見えていなければならない。

ここで全体とは，評価項目を網羅的に調べあげて見えてくるような姿ではなく，患者の語りを丸ごと聞いていくうちに見えてくる姿を指す。相手と対面しているときに，目，鼻，口と，部分だけを見るのではなく，それぞれのパーツが埋め込まれている顔全体の表情を見ることにたとえてもよいかもしれない。つまり，ある視点から見える全体像をイメージしてもらえばよい。これに対して，背後を見ていないので全体とはいえない，との批判もあるか

もしれないが，むりやり背面を見ようとするのは失礼にあたる（侵襲的になる）場合もあり，とりあえずは，今置かれている視点から見える全体像，というように理解してもらいたい。

◆ 全体を形作るストーリーライン

　そこで，三木さんの語りを痛みとか睡眠といった項目ごとに分けて整理していくのではなく，語りのなかからキーワードを拾い上げ，それを語られた順にそのまま列挙して，語りの全体像をつかんでみよう。

> 「変な夢……葬儀場……知らないうちに窓から出ようと……我に返って危ない……自分でもわからずにそうなったので心配……（いろいろと考えは？）今店を閉めている……従業員もいる……自分がいないと開けない……バイトの子に……帰ってくるまで待っていますからと言われ……それもプレッシャー……嫁にはあまり考え過ぎないように……（痛みは？）……ずっとある……（オキノームを飲んだ後は？）……それは軽くなる……弟が今年の春亡くなった……兄と父と弟と，いずれも 40 代で亡くなった……病気になる前に弟が夢に何度か出てきた……自分を迎えに来たのかな」

　こうしてみると，川の流れにも例えられるような対話の流れ，ストーリーラインが浮び上ってくる。患者の語るストーリーラインは，必ずしも論理的なつながりがはっきりしないことも多い。あちこちに話が飛ぶように思われたり，現実離れした内容になることもあるだろう。それでも対話には始まりと終わりがあり，その間，時間軸に沿って流れていく。それをストーリーラインと呼ぶならば，患者の対話の全体（ここでいう「全体」は，前節で述べた意味での「全体」である）を形作るのは，このストーリーラインである。これは物語論では，プロット（筋書き）とも呼ばれる。

　この流れのなかから痛みだけを取り出して評価するのと，対話の流れに埋め込まれたものとして痛みを見ていくのとではまったく異なる。対話の流れのなかでは三木さんの関心は夢のほうに向かっていて，痛みについては自発

42

ＳＴＡＳ－Ｊ

患者氏名：＿＿＿＿＿＿＿＿＿＿＿＿＿＿＿＿＿＿＿＿

記載者氏名：＿＿＿＿＿＿＿＿＿＿＿　記入日：　　年　　　月　　　日

★当てはまる番号に○をつけてください。

1. 痛みのコントロール：痛みが患者に及ぼす影響

0 = なし
1 = 時折の、または断続的な単一の痛みで、患者が今以上の治療を必要としない痛みである。
2 = 中程度の痛み。時に調子の悪い日もある。痛みのため、病状からみると可能なはずの日常生活動作に支障をきたす。
3 = しばしばひどい痛みがある。痛みによって日常生活動作や物事への集中力に著しく支障をきたす。
4 = 持続的な耐えられない激しい痛み。他のことを考えることができない。

2. 痛み以外の症状コントロール：痛み以外の症状が患者に及ぼす影響

症状名
（　　　　　　　　　　　　　　）

0 = なし
1 = 時折の、または断続的な単一または複数の症状があるが、日常生活を普通に送っており、患者が今以上の治療を必要としない症状である。
2 = 中等度の症状。時に調子の悪い日もある。病状からみると、可能なはずの日常生活動作に支障をきたすことがある。
3 = たびたび強い症状がある。症状によって日常生活動作や物事への集中力に著しく支障をきたす。
4 = 持続的な耐えられない激しい症状。他のことを考えることができない。

3. 患者の不安：不安が患者に及ぼす影響

0 = なし
1 = 変化を気にしている。身体面や行動面に不安の兆候は見られない。集中力に影響はない。
2 = 今後の変化や問題に対して張り詰めた気持ちで過ごしている。時々、身体面や行動面に不安の徴候が見られる。
3 = しばしば不安に襲われる。身体面や行動面にその徴候が見られる。物事への集中力に著しく支障をきたす。
4 = 持続的に不安や心配に強くとらわれている。他のことを考えることができない。

4. 家族の不安：不安が家族に及ぼす影響

注1： 家族は患者に最も近い介護者とします。その方々は、両親であるのか、親戚、配偶者、友人であるのかコメント欄に明記して下さい。
注2： 家族は時間の経過により変化する可能性があります。変化があった場合、コメント欄に記入して下さい。

コメント（　　　　　　　　　　　　）

0 = なし
1 = 変化を気にしている。身体面や行動面に不安の徴候は見られない。集中力に影響はない。
2 = 今後の変化や問題に対して張り詰めた気持ちで過ごしている。時々、身体面や行動面に不安の徴候が見られる。
3 = しばしば不安に襲われる。身体面や行動面にその徴候が見られる。物事への集中力に著しく支障をきたす。
4 = 持続的に不安や心配に強くとらわれている。他のことを考えることができない。

図 2-1　STAS-J の主要項目

第2章　まず聞いてから考える　*43*

5．患者の病状認識：
　　患者自身の予後に対する理解

0 = 予後について十分に認識している。
1 = 予後を2倍まで長く、または短く見積もっている。例えば、2‐3ヶ月であろう予後を6ヶ月と考えている。
2 = 回復すること、または長生きすることに自信が持てない。例えば「この病気で死ぬ人もいるので、私も近々そうなるかもしれない」と思っている。
3 = 非現実的に思っている。例えば、予後が3ヶ月しかない時に、1年後には普通の生活や仕事に復帰できると期待している。
4 = 完全に回復すると期待している。

6．家族の病状認識：
　　家族の予後に対する理解

0 = 予後について十分に理解している。
1 = 予後を2倍まで長く、または短く見積もっている。例えば、2‐3ヶ月であろう予後を6ヶ月と考えている。
2 = 回復すること、または長生きすることに自信が持てない。例えば「この病気で死ぬ人もいるので、本人も近々そうなるかも知れない」と思っている。
3 = 非現実的に思っている。例えば、予後が3ヶ月しかない時に、1年後には普通の生活や仕事に復帰できると期待している。
4 = 患者が完全に回復することを期待している。

7．患者と家族とのコミュニケーション：
　　患者と家族とのコミュニケーションの深さと率直さ

0 = 率直かつ誠実なコミュニケーションが、言語的・非言語的になされている。
1 = 時々、または家族の誰かと率直なコミュニケーションがなされている。
2 = 状況を認識してはいるが、その事について話し合いがなされていない。患者も家族も現状に満足していない。あるいは、パートナーとは話し合っても、他の家族とは話し合っていない。
3 = 状況認識が一致せずコミュニケーションがうまくいかないため、気を使いながら会話が行われている
4 = うわべだけのコミュニケーションがなされている。

8．職種間のコミュニケーション：
　　患者と家族の困難な問題についての、スタッフ間での情報交換の早さ、正確さ、充実度

関わっている人 (職種) を明記してください
（　　　　　　　　　　　　　　　）

0 = 詳細かつ正確な情報が関係スタッフ全員にその日のうちに伝えられる。
1 = 主要スタッフ間では正確な情報伝達が行われる。その他のスタッフ間では、不正確な情報伝達や遅れが生じることがある。
2 = 管理上の小さな変更は、伝達されない。重要な変更は、主要スタッフ間でも1日以上遅れて伝達される。
3 = 重要な変更が数日から1週間遅れで伝達される。
　　例）退院時の病棟から在宅担当医への申し送りなど。
4 = 情報伝達がさらに遅れるか、全くない。他のどのようなスタッフがいつ訪ねているのかわからない。

9．患者・家族に対する医療スタッフのコミュニケーション：
　　患者や家族が求めた時に医療スタッフが提供する情報の充実度

0 = すべての情報が提供されている。患者や家族は気兼ねなく尋ねることができる。
1 = 情報は提供されているが、充分理解されてはいない。
2 = 要求に応じて事実は伝えられるが、患者や家族はそれより多くの情報を望んでいる可能性がある。
3 = 言い逃れをしたり、実際の状況や質問を避けたりする。
4 = 質問への回答を避けたり、訪問を断る。正確な情報が与えられず、患者や家族を悩ませる。

【特記事項】

☆評価できない項目は、理由に応じて以下の番号を書いてください。

7：入院直後や家族はいるが面会に来ないなど、情報が少ないため評価できない場合（入院直後や家族はいるが面会に来ないなど）
8：家族がいないため、家族に関する項目を評価できない場合
9：認知機能の低下や深い鎮静により評価できない場合

2005 年 4 月改訂

（STAS ワーキング・グループ，2007）

的に語られておらず，こちらから尋ねたことには最小限答えられるものの会話の矛先はすぐに別のほうに向いている。対話の流れのなかで語り手の意識は痛みにはあまり向いていないことがわかる。それゆえ，痛みについて詳細に尋ねたり痛みを軽減しようとアプローチをする（背後に回って背面を見る）よりも，もっと三木さんの心を占めている問題に目を向けるほうがよさそうだ，とアプローチの方向を定めることができる。先に「エビデンスだけでは確実な根拠は与えられない」と述べたが，対話の流れの全体からは，治療的アプローチの根拠が得られるのである。

　これに対して，痛み，痛み以外の身体症状，患者の不安，家族の不安，患者の病状認識，と項目ごとに分けていくと，ストーリーラインが分断されて評価されることになりやすい。そうして得られた断片を寄せ集めても，断片を繋ぐ糸が断ち切られたままだと「全体」像が得られない。部分を足しても全体にはならないのである。

◆ 評価項目が聞き方を規定する

　STASのような「客観的評価」を繰り返し行っていると，痛み，痛み以外の症状，患者の不安，家族の不安，患者の病状認識……，というように，項目ごとに問題を評価し解決策を模索するという思考パターンが刷り込まれることが懸念される。そうすると，患者の話を聞くときにも，痛みはどうですか，その他の症状はどうですかと，項目ごとに尋ねていく情報聴取型（岸本，1999）の聴き方になりやすい。評価項目が聞き方を知らないうちに規定してしまうということになりかねない。このような問題を自覚したうえだと思われるが，大岩・鈴木（2016）は，スコアリングのために患者に質問はしないようにと注意を促している。

　カンファレンスや論文などでSTASを用いて評価する際，情報が取れていない項目があっても，それを許容する土壌が育まれていればまだよい。しかし，そのようなケースは少ないのではないかと推測する。たとえば，三木さんの痛みをSTAS-Jで評価してみよう。「痛みのコントロール：痛みが患者に及ぼす影響」については，以下の0～4の5段階で評価するとされている。

0＝なし

1＝時折の，または断続的な単一の痛みで，患者が今以上の治療を必要
　　としない痛みである。

2＝中程度の痛み。時に調子の悪い日もある。痛みのため，病状からみ
　　ると可能なはずの日常生活動作に支障をきたす。

3＝しばしばひどい痛みがある。痛みによって日常生活動作や物事への
　　集中力に，著しく支障をきたす。

4＝持続的な耐えられない激しい痛み。他のことを考えることができな
　　い。

　三木さんとのやり取りのなかで，とりあえず痛みに関連した部分は以下の
とおりである。

　　「痛みはずっとある感じですか？」「痺れたような感じはずっとありま
　す」「オキノームは効きますか？」「ずっと飲んでいるのでわからないで
　すが」「飲んだ後，痛みが軽くなります？　それとも変わらないですか？」
　「それは飲んだら軽くなります。弟が今年の春に亡くなりました……」

　0〜4のいずれにスコアリングすればよいだろうか。「痺れたような感じは
ずっとある」とのことだが，それがどの程度の痛みで，どの程度日常生活の
支障になっているのか聞けていない。上記のやり取りだけでは，スコアリン
グに必要な情報が不足していることは明らかである。

　ここで，少なくとも三つの選択肢が思い浮かぶ。今手元にある情報だけで
評価者が「えいやっ」とスコアリングをしてしまうか，評価のために必要な
情報を患者に確認するか，評価できないまま残しておくか，である。先に引
用した大岩らの「スコアリングのために患者に質問はしない」という言葉を
守るならば，評価できていないままにしておくよりほかない。

　しかし，このような状態のままカンファレンスに提示して検討すると，情
報の不足を指摘され，ちゃんと話が聞けていないと非難されることになりや
すい。そこで，情報が不足しないようにというプレッシャーを感じるように

なると，知らないうちに情報聴取型の聞き方になってしまう。評価項目が話の聴き方を暗黙のうちに規定してしまうのである。こうして，意識しないうちに患者の流れに沿って話を聞くことができなくなっていく。STASによる評価は，語りをまるごと聞いていく力を育むどころか，削いでしまう方向に働く危険をはらんでいると思う。

◆ goal-setting（目標設定型）と event-guided（出来事主導型）

　STASによる評価が治療に結びつくとは限らないという難しさもある。項目別に評価をして問題点をリストアップし，それをもとに目標を設定してそれをクリアしていくという方針はわかりやすいものであるが，そのように問題別のアプローチを並列して行うことは，患者の文脈を無視したアプローチとなる恐れがある（先ほどの，もつれた糸の例えを思い出していただきたい）。

　このような「目標設定型」(goal-setting) のアプローチに対して，ここでは，生じてくるイベントにコミットしながらその都度軌道修正を図ろうとする，「出来事主導型」(event-guided) ともいうべきアプローチの意義を強調しておきたい。サッカーの試合で，ボール（出来事）の流れに従って各選手の動きやチームのフォーメーションが時々刻々と変わっていくような状況をイメージしていただければよい。目標設定型では当初設定された目標をクリアすることにのみ目が向きやすく，また得られる成果も設定された目標の達成に限られる。一方，出来事主導型の場合，明確な目標を定めないぶん，どこに向かうかわからないという不確定さに耐える必要があるが，流れのなかで生じてくる出来事を意味あるものとして受け止めながらコミットすることで，当初は思いもかけなかった新たな展開も可能になってくる。

　三木さんの場合も，STASに従って評価を行い，たとえば疼痛コントロール，睡眠調整，不安の軽減，といった目標を立て，それぞれクリアできるようにというアプローチを行っていたら，上述のような展開にはならなかったと思われる。語りの全体を聞くなかで，まずは夢と睡眠への対応を行い，よく眠れるようになってきたら痺れのことが語られるようになってきたので，それに対応していた。その最中に抗がん剤治療への迷いを聞き取り，主治医からもう一度相談をしてもらって，最終的には抗がん剤治療を受けるという

決断をされた。これは、最初から問題点を網羅的にリストアップして目標設定を行い、それをクリアするというアプローチでは実現されなかったであろう。

◆ 痛みの和音

本節の最後に、痛みについて考えておきたい。三木さんの場合、肺尖部の腫瘍による癌性疼痛および神経障害性疼痛が痛みの主因と考えられる。近年の神経科学の知見によれば、脳においては、痛みの部位を知覚する「知覚的側面」と、痛いという情動を体験する「情動的側面」とが、それぞれ異なる部位で処理されていることが明らかになっている。すなわち、体性感覚皮質や尾側前帯状回、島後部などでは痛みの知覚成分が、吻側前帯状回、島前部、脳幹部などにおいては情動成分が処理される。

興味深いのは、情動成分については、身体的な痛みと比べて、社会的な痛みでも（Eisenberger et al., 2003）、あるいは他人の痛みを見ているときでも（Singer et al., 2004）、同じ部位が活性化されることが明らかとなっていることだ。痛みの情動成分、すなわち痛いという体験そのものは、身体的な痛み、心理的な痛み、社会的痛みのそれぞれを比較しても、少なくとも現在の脳科学の精度では区別ができないのである。

裏を返せば、肺尖部の腫瘍によるがん性疼痛であっても、痛いのは体だけではなく、心も同じように痛いのである。心も体も同時に痛いのだ。このような観点を念頭に置いてやり取りをもう一度振り返ってみよう。

> 「変な夢……葬儀場……知らないうちに窓から出ようと……我に返って危ない……自分でもわからずにそうなったので心配……（いろいろと考えは？）今店を閉めている……従業員もいる……自分がいないと開けない……バイトの子に……帰ってくるまで待っていますからと言われ……それもプレッシャー……嫁にはあまり考え過ぎないように……（痛みは？）……ずっとある……（オキノームを飲んだ後は？）……それは軽くなる……弟が今年の春亡くなった……兄と父と弟と、いずれも40代で亡くなった……病気になる前に弟が夢に何度か出てきた……自分を

迎えに来たのかな」

　葬儀場の夢も，仕事で店を閉めていることも，腕の痛みも，兄と父と弟が亡くなったことも，痛みのさまざまな様相を訴えかけてくるものとして響いてこないだろうか。夢のことは気持ちのつらさ，腕の痛みは身体の痛み，店を閉めるつらさは社会的苦痛，と分けて評価していくのではなく，心も体も社会的にも痛いのだ，とさまざまな痛みを同時に聞いていくような聞き方も必要である。

　STAS を用いていると，このような聞き方はできないだろう。STAS では，痛みのことと気持ちのつらさは，最初から別のものとして評価することが前提となっているからである。ソンダース (Saunders, C.) の論文集を翻訳した小森 (2017a) は，その解説のなかで，「もしもトータルペインの図式化がどうしても必要だとされるなら，図ではなく音で表現されるべきだと思う」と論じているが，同感である。ドとミとソの音が C という和音を作るように，葬儀場の夢と腕の痛みと仕事で店を閉めることとが，痛みという和音を作っており，痛みの和音をこそ聞かねばならない，ということになる。

　そもそも，ソンダースのトータルペインの図は以下のようなもの (図2-2)であった (Saunders, 1978) が，それはまさしく痛みの和音ととらえられるのではないだろうか。

'Total pain'

Physical

Mental

Societal

Spiritual

図 2-2　ソンダースのトータルペイン

　小森は「これを図と言うソンダースの大胆さに二の句が継げない」ほどの「圧倒的な衝撃」を受け，同時に，(ナシア・ガミー〈Ghaemi, N.〉の『現代精神医学原論』冒頭において紹介されている)「マクヒューとスラヴニーの生

物・心理・社会モデルに対する（史上初の）批判が即座に脳裏をかすめた」という（小森，2017a）。

　小森は，トータルペインの概念と痛みのバイオ-サイコ-ソーシャル・モデルを比較するなかで，前者が「患者の主観的経験の描写」に起源を持つのに対し，後者は「医療者の客観的視点」にその起源を持つことを明らかにしている。そして，患者の主観的経験を描写しようとしたソンダースのトータルペインの概念が，「医学言説（特に，教育の要請）の影響」を受けて観察介入ツールへ変化していったと指摘している。そして，「トータルペインの安易な図式化は，ソンダースの創案の本末転倒となりかねないリスクを孕んでいる」と警告している。STAS の使用も同様のリスクを孕んでいると添えておきたい[14,15]。

─────────

[14]　本章ではスピリチュアルペインについては触れていないが，「スピリチュアルペインを missing fundamentals（失われた基音）と考える」とする小森の比喩は秀逸である。失われた基音については，小森の註をそのまま引用しておこう。「差音の周波数がもとの音の周波数の最大公約数に近い時など，存在しないはずの基音が知覚されることがある。たとえば，440 Hz，550 Hz，660 Hz（それぞれ，A4，C5#，E5）の音を同時に聞くと，110 Hz（A2）の音が聞こえてくる。この 110 Hz の音は最初の 3 つの音に共通する基音である。この現象は特に「missing fundamentals（失われた基音）」と呼ばれている。……ファゴットで顕著に観察される。また，パイプオルガンの中には，長さの違う 2 つのパイプを鳴らすことで，差音として非常に低い音を出すように工夫されているものがある。実際にその音がでるパイプをつくったとしたら，建物に収まらない長さになるからである。……楽器の使い方を工夫することで差音を生み出し，低音部に厚みをもたせた作品もある。……反面，このような差音のいたずらによって，オーケストラのスコアにない音が聞こえてくることもある」（谷口，2000，pp.91-92）（小森〈2016〉との私信より引用。上記の要旨を小森はモランの『ガンサバイバー』の解説のなかで示している〈小森，2017b〉）。

[15]　トータルペインの概念形成についても，小森の論考を引用しておく。「トータルペインの出典明記がないがしろにされている現状について一言記しておきたい。学術用語として，それは当然のマナーだからである。もしもあなたが初出にこだわるのなら，1964b 論文を，概念確立時点にこだわるのなら 1978b 論文を選択すべきであろう。シシリーの論考には，いわゆるシェーマは記載されていない。それこそ，彼女が患者から学んだという感謝を示す，彼女の矜持なのだと思う」（小森，2017a）。

◆ STAS に潜む落とし穴

　STAS による評価はがん患者指導管理料の算定要件のなかにも組み込まれており，緩和医療を行っていくうえでは，程度に差はあれ，避けられない状況となっている。一方で，STAS には，ここで述べたように，さまざまな落とし穴が潜んでいる。STAS-J のスコアリングマニュアルには，以下のように書かれている。

　　「STAS-J は，各項目ごとに評価するように作成されたものです。全項目の得点を合計することは推奨していません。また，STAS-J の中の項目には，緩和ケアを提供するうえでおさえなければいけない，ごく基本的な事項のみが含まれています。したがって，これらの項目だけに注目していればいいというわけではありません。STAS-J は，提供している緩和ケアが十分網羅されているかどうかを評価するためのものというより，基本的なことを見落としていないかどうか，その基本的なことをどれくらい達成できているのか，をチェックするための道具と考えてください」

　しかし，これまでの議論を踏まえれば，STAS によるチェックそのものが緩和医療に視野狭窄をもたらす可能性について，考えておく必要があると思うのである。

第**3**章　医療者の感情も揺れる

■ 痛みに耐える

　妙中さん（50 代女性，仮名）は大腸がんで抗がん剤治療を受けていた。緩和チームに紹介される半年ほど前にお腹にしこりがあることに気づき，近医を受診したところ，当院を紹介された。大腸がんと診断され，手術を受けたが，その 1 カ月後に重症の炎症を起こして，しばらく入院治療を受けている。退院後，徐々にお腹に痛みが出るようになり，痛みのコントロール目的で入院となり，緩和チームにも紹介された。その後間もなく，痛みの原因は転移によるものであることが判明し，抗がん剤治療が始まった。

　痛みは波があるとはいえ，かなり強くなることも少なくなく，うずくまって痛みの波が過ぎるのを耐え忍んでいる姿がよく見られた。痛みの波が引いてもゼロになることはなく，痛みがずっとつきまとっている状態だった。当然ながら医療用麻薬（オピオイド）を勧めたが，妙中さんは「大丈夫だから」と笑顔を作り，使用には至らなかった。その後も，「抗がん剤で痛みが軽くなるかもしれないし，抗がん剤の効果を実感したいから」「ロキソニン（通常の鎮痛薬）を飲めば治るから」「痛みが出るのは体ががんと戦っているのかなと思う。だから私も頑張る」「家に帰って庭仕事をしていれば治る」「薬はまだ飲みたくない。いよいよになったらお願いするかもしれないけど」など，さまざまな理由を挙げて，オピオイドは使われなかった。

　チームが関わり始めてから半年くらい経った頃，痛みがさらに強くなり，

「オキノーム（オピオイドの一種）を一度使ってみたら」と勧めたところ，使用された。しかしながら，「飲んでも変わらない」と言われ，痛みに合わせて量を調節することが必要と説明してさらに服用をうながしたが，結局使わずに様子をみられた。その後しばらくすると再び痛みの波がひき，従来の投薬で対応できるようになって退院された。

　妙中さんは宮沢賢治の『雨ニモマケズ』を地でいくような人で，自らも痛みと闘いながら，入院中も退院してからも，困っている人がいれば進んで助け舟を出していた。多くの入院患者の話し相手になって，病室はしばしば患者サロンと化し，元気を分け与えていた。メールや電話で悩み相談もされていた。そうして知り合った仲間が緩和病棟に移られたと聞けば緩和病棟まで見舞いに出向き，亡くなられたときにはお見送りにも立ち会われ，葬式や四十九日にまで顔を出しておられた。自宅でも，近所の人たちを招いて食事会をしたり，隣家の庭木の剪定をしてあげるなど，ゆっくり休む時間はほとんどないような生活を送っていた。

　緩和チームが関わり始めてからも，波があるとはいえ基本的には痛みが残っている状態で，オピオイドも導入できないまま1年が過ぎた。それでも，主治医も緩和チームのメンバーも，丁寧に話に耳を傾け，無理強いすることなく，その都度どうするか，妙中さんと話し合って決めてきた。

　一年も経つとさすがに痛みも目に見えて強くなってきており，化学療法のために入院された際，主治医も見かねて，夜だけでも使ったらどうかと勧め，夜だけオキシコンチン（オピオイドの一種）を飲まれるようになった。その翌朝，チームの回診のときに，自ら夜のオキシコンチンを増やしてほしいと言われたのには驚いた。よほど痛みが強くなっているのではないかと心配になった。夜のオキシコンチンを1錠から2錠に増やして退院された。

■ 痛みの裏に

　退院されて最初の外来の日は，緩和チームのなかで主に妙中さんを担当していた医師が不在だったので，私が診察を担当した。そのときのやり取りを以下に記すが，これは第1章で述べた関与的観察による記録，具体的にいえば，診察中にはメモも取らず聞いた内容を，記憶に頼りながら診察後に記録

したものである。

　「調子はいかがですか？」「退院して，オキシコンチンは飲みませんで
した。オキノームも使っていません。夜は家では自分なりの過ごし方が
あって，何とか過ごせています。朝起きて，胃薬を飲んでしばらくして
からロキソニンを飲んで，そうしたら何とか動けるくらいには痛みが治
まります。主人がＡ病院でのカテーテル治療やＢ大学病院での放射線治
療とかを勧めてくれるのよ。どうしようかと思って。私はＣ先生（当院
の現主治医）に任せているのでそれでいいと思っているけど。主人のこ
とを考えたら，主人のために（受診してみようか）という思いもないこ
とはない。
　主人は，（死ぬのは）怖いだろ，と言う。でも私は怖くない。（人が亡
くなるところを）たくさん見てきているし。私も，今はないけど，腹水
とか溜まってきたら，もうそろそろなんだろうなとわかるし。主人は子
どもが（妊娠）７カ月のときに，自分が肝臓を悪くして命が危ないこと
があったの。そのときに怖かったって言うんです。でも，私は怖くない。
その子がね，予定日の前に破水して入院したんだけど，先生が歩いたほ
うがいいと言うから病室でも必死に歩いていたら，そこに姉が来て「あ
んた何やっているの」って。先生に歩けと言われたから歩いていたんだ
けど，そうしたらもう羊水とか出ちゃってお腹も縮んじゃって。姉には，
安静にしてなきゃダメじゃん，感染とか起こしたら取り返しがつかない，
と怒られた。夜になって，同室の人にも迷惑がかかるからと思って分娩
室に移してもらったんだけど，呼んでも誰も来てくれなくて，一人で痛
いのに耐えていた。そのときプチッという音が３回して，（子どもが）動
かなくなったのがわかった。だいぶ経ってやっと先生が来てくれたけど，
そのときに，先生に「この子いくつ？　23？　それならそんなこと忘れ
てまた妊娠するでしょ」って。どう思う？　ひどすぎる。その先生は，
「その子，死んでいるから抱かなくていい」とまで言われた。どう思う？
私はとにかく抱きたい，と訴えて抱かせてもらった。先生，そのときの
痛みを思ったら，今の痛みなんて何でもないのよ。痛くなっても，その

ときの痛みのことを思い出したら，耐えられる。その病院（産婦人科の
D病院）は，最初から行きたくなかったけど，主人が設備も整っている
し，あとのこともよくみてくれるからと勧めてくれたので。

　先生（医師）には恵まれなかった。三人目（の子ども）のときも，E
病院で副院長の先生に診てもらった。注射の指示が出て，看護師さんが，
先生の指示だから注射するけどごめんね，帰らずに，あとで別の先生が
来るから，その先生に必ず診てもらって，と言って注射された。その看
護師さんもつらかったと思う。あとで診てもらったら，すぐに大きな病
院に搬送になって。そのまま1週間様子を見ていたら，とんでもないこ
とになっていたと言われた。

　でもC先生（現主治医）には会えてよかった。この先生に最後まで任
せようと思った。主人がいろいろ言ってくれるから，A病院だけは受け
てみても，という気持ちはあるけど，（主人に対して）あまり振り回さな
いでほしいという気持ちもあるのよ。先生だったらどうする？……先生
の奥さんならどうする？……」「僕の家内も振り回してほしくないという
タイプかなと思うけど」（しばらく沈黙）「最期はね，家では主人は大変
だと思うので，こっちの病棟か緩和病棟でお願いしたいと思っています。
子どものこと（死産）があってから，1年半は主人にわからないように
昼間はお酒を飲んでいた。もういつ死んでもいい，死にたいということ
しか考えてなかったけど，これではダメだと思って，喉頭がんを患って
いた旦那の父親に自分から頼んで話を聞いてもらった。その義父も喉頭
がんで亡くなったけどね。そんなこともあったのよ。でも大丈夫。私は
大丈夫です」

■ 語りの間の相互作用

　妙中さんの語りに私は圧倒された。圧倒されながらも，聞くことに徹した
り，言葉を返したり，痛みの治療をどうするかを考えたりしていた。彼女の
話を聞いている間に，私のなかで生じていたことを，時間軸に沿って振り返っ
てみる。

　開口一番，「オキシコンチンは飲みませんでした」と言われたとき，私には

複雑な感情が生じた。ようやくオピオイドを受け入れられて使い始めたのに，また飲むのをやめて痛みを我慢する生活に戻られたと聞いて，心が痛んだ。痛みに耐えながら話される彼女の姿を見ると，こちらの心も痛んでくる[16]。とはいえ，一方では，そうされる（飲むのを止める）のではないかとの予感もあって，「やはり」という思いも生じた。いったいなぜそこまで痛みを我慢されるのだろう，という当初から抱いていた疑問も頭を掠めた。

　ご主人からは先進治療を勧められていて，自分はあまり気が進まないが主人のために受診してみようという気持ちになっていると語られたときには，自分のことはさておき，人のためにというパターン[17]が繰り返されていることが見えた。「ご主人のことよりも，自分がどうしたいかで決められたらいいのではないですか？」と言いたい気持ちにも駆られたが，そう言われてそのように決断したら，その忠告をした私の思いに応えることになり，彼女自身の決断ではなくなる。話を聞きながらこれらのことを瞬時に考慮して，言葉を挟むことを差し控え，そのまま聞き続けることにした。

　すると，続けて「死の怖さ」のことが話題に上がる。「（死ぬのは）怖くない」と言われたとき，なぜか，その言葉を疑う気持ちは起きてこなかった。「怖くない」と言われても，実際，死が間近に迫ると大変になる方々をたくさん見てきたので，「怖くない」と聞くと，「慎重に対応が必要」という付箋を記憶の片隅に残しておくこともよくあるが，彼女の言葉はなぜか私の心にストンと落ちた。

　この後に続く最初の子どもさんの話を聞きながら，私は，胸を抉られるような，何とも言えない気持ちになった。医療に対して，医師のことが信じられないという不信感，肝心なときに助けてくれなかったという諦めや絶望感，最初の子どもを殺されたことに対する恨み，何をされるかわからないという恐怖，最初の子どもを失った悲しい気持ちを踏みにじるような，無神経な医師の言葉への憤りなどが，彼女の心の奥深いところに複雑に入り乱れた形で染み込んでいて，それがそのまま伝わってくる感じがした。とりわけ，曰く

＊16　痛みが伝染することは，脳科学的にも明らかにされつつある。たとえば，シンガーらの論文（Singer et al., 2004）を参照されたい。

＊17　ユング心理学のタームでは「コンステレーション」と呼ばれる。これについては後述。

言いがたい表情で,「先生,そのときの痛みを思ったら,今の痛みなんて何でもないのよ」と絞り出すように目線をそらすことなく訴えかけてこられたときの迫力には,圧倒された。一緒に聞いていたチームの看護師も同じように感じているのがその様子から伝わってきた。

　このように,感情面では圧倒されながら,私は同時に,「そのときの痛みを思ったら,今の痛みなんて何でもない」というプロット（筋書き）について思考していた。強い感情にさらされると思考が停止してしまうのが自然であり,感情を揺さぶられながらプロットを読み解いていくことには訓練が必要である。がんの痛みに耐える彼女を見て,我々は痛み止めを提案し,痛みを取り除こうとしていた。しかし,彼女からしてみたら,「そのときの痛みを思ったら,今の痛みなんて何でもない」のである。これまで痛み止めを使おうとされなかったのは,医療への不信や恨みや怒りが根底に染みついていて,薬に対する恐怖心があるだけでなく,もっともっと痛い思いをしてきたのだということを暗黙のうちに訴えていたのではないか。さらに,亡くなった最初の子どものことを思えば,自分だけ楽になっていいのだろうか,と自分を責める気持ちもそこに表れているのではないか。今の痛みに耐えることは一種の贖罪という意味を持っているのではないか。「もう十分自分を責めたではないですか。痛みをとって楽に過ごしたらどうですか」という言葉が何度も口をついて出そうになった。しかし言葉にはしなかった。どういう道を選ぶかは,彼女自身が選ぶべきだと思ったからである。

　続いて,「先生（医師）には恵まれなかった」ともう一つのエピソードが語られた後で,C先生について語られる。先生に恵まれなかったぶんだけ,医師が信頼できるかどうかを見分ける嗅覚は研ぎ澄まされていたはずであり,そんな彼女が「最後まで任せよう」と思える現主治医と出会えたことは,単に良い主治医と出会えたということを超えて,医療に対するネガティブな感情の塊のなかに,信頼できる一筋の光が差し込んだことも意味する。そしてそのことは,医療に対して不信の塊だった彼女のなかに,信頼してもいいかなというポジティブな想いが少し芽生えたぶんだけ,ポジとネガの両方が入り乱れた,より複雑な感情複合体ができていることも示している。

　ここで再びA病院への受診が話題になり,「先生だったらどうする？」と

たたみかけるように私に意見を求められた。このとき私の念頭に浮かんだことは、D病院には本当は行きたくなかったけどご主人の勧めで受診をして、あんな悲惨なことになった、今また、それと同じパターンが生じようとしている、ということであった。しかし、だからこそここは彼女自身が答えを出すべきではないかと思い直し、彼女の勢いに押されて、少し自分の意見を言いかけた（「僕の家内も……」）が、結局どちらがよいともとも言わずに、態度を保留にした。

　最後にさりげなく語られた小話には、今後、治療を続けるうえで、どういうところを拠り所にしたらよいかのヒントが垣間見えたと思った。死産の後、1年半にわたって酒に溺れ、死にたいと思い続けていた彼女が、「これではダメだ」と思って、自分から義父に話を聞いてもらったという。喉頭がんを患っていたという義父は、当時、病気のために片言が話せる程度だったとのことで、ほとんど話すこともできない聞き手を、おそらくは無意識的に選ばれたのではないかと思った。ただひたすら話に耳を傾けてもらうことで、彼女は自分で酒浸りの生活から抜け出した。そういう力が彼女にはあるのだから、これからもその力を信じて、話を聞いていけばよいのではないか。

　以上、やり取りの流れに沿って詳しく述べたが、上に記したことはすべて、後で振り返って事後的に考察したことではなく、私が妙中さんの話を聞きながらリアルタイムに私に生じていたことであり、その場で感じたり考えたりしたことである。傍から見ていたら、ただ黙って話を聞いているだけに見えたかもしれない。しかし私のなかでは、ここで述べたようなことを考えたうえで、明確な答えを出さないまま聞き続けた。言葉に出さなくても、相槌の打ち方、視線や表情に私が考えていることはある程度現れたであろう。彼女はそれを敏感に感じ取りながら話されていたと思う。だから、一見、彼女が一方的に話しているように見えるかもしれないが、聞き手との相互作用がなければ、このような展開にはならなかったと私は思っている。

■ 共感と心的感染

　ここで示したような、聞き手を圧倒するような語りを聞かせてもらうことは、そう頻繁にあるわけではない。機が熟さないと出てこないような類の語

りである。妙中さんにしても，約1年近くの関わりのなかで，あのように話されたのは初めてのことであった。とはいえ，医療に携わっていれば，多くの医療者が，このような，心に残る患者との出会いを少なからず体験しているだろう。

　一度でもこのような語りにさらされると，こちらの心は深く揺さぶられる。そして，それが医療の原動力になるのではないかと思う。聞くことや読むことによって内面に生じる感情，情熱，情念などを，ロラン・バルト（Barthes, R.）は「パトス」と呼び，「パトス」は「読書の原動力である」と語ったが，同じように，患者の語りを聞くことで生じる「パトス」は，「医療の原動力」にもなる。もう少し厳密にいえば，そのような語りを聞いたとき，我々は岐路に立たされるのである。その語りに蓋をして患者から距離をとり，ただ機械的に日常業務をこなしていくだけの医療者になるか，その語りを心に留め，通奏低音のように心に響かせながら診療に戻っていくか。しかし，後者は危険な道行きにもなる。特に，患者や家族が，深い怒り，悲しみ，絶望，自責などの感情を抱いている場合，語りを通して，直接的にも間接的にもそれらの感情が聴き手に乗り移ってくるからである。

　そのポジティブな面に注目すれば「共感」といえるし，ネガティブな面に光を当てるなら「心的感染」（ボスナック, 2004）ともいえる。いずれにせよ，語りを通して患者の心に（特にその痛みに）共振すること，それこそが医療の核心であり，原動力になる。ナラティブ実践が医療現場に何らかの影響を及ぼすとしたら，それはまず，共感，あるいは心的感染を通してであると私は思う。しかし，これはすでに述べたように，諸刃の剣である。何の備えもなく語りに耳を傾けていると，ときに語りに圧倒されて深手の傷を負うことにもなりかねない。ナラティブ・アプローチにおいて強調される「無知の知」を基本に据えたアプローチには，このようなリスクが伴うことを知っておく必要があるだろう。

　臨床心理の領域では，フロイト（Freud, S.）以来，場所と時間を固定することに代表されるような，話を聞く枠組みの重要性が強調されてきた。日々のケアのなかで自然に聞くことが基本だが，ただ聞けばよいというものでもない。どのように枠組を設定するかという点については，考えておいたほ

うがよいだろう*18。

■ プロットとコンステレーション

　次に，プロットとコンステレーションという概念について論じておきたい。プロット（ストーリーライン）については第2章でも少し触れた。プロットとは筋書きのことであり，一本の線でイメージできるのに対し，コンステレーションとは元々は星座を意味する言葉であり，二次元的，三次元的な広がりを持つ。

　ナラティブ論では，プロットについて言及されることはあっても，コンステレーションについて論じられることはあまりない。語りは必ずしも一次元的に，一本のラインに沿って語られるとは限らず，らせん状に展開したり，さまざまに枝分かれをしては，行きつ戻りつしながら展開することもある。まったくつながりがなく，断片的に語られていると感じることもある。コンステレーションという観点を持っておけば，一見断片的であったり，関係ないと思われるような語りに，共通するパターンを見出すことができることもあるので，ここで言及しておきたい。コンステレーションはユング心理学の概念で，河合隼雄がしばしば論じている（たとえば河合，1993）が，語りを聞いていくうえでは両方の概念を知っておくことが有用だと思うので，ここで述べておきたい。

　よく引用される例だが，「王様が死んだ。そして王妃様も死んだ」は事実の羅列だが，「王様が死んだ。そして悲しみのあまり王妃様も死んだ」とすると筋書になる。これは，「王様が死んだ」という事実と，「王妃様が死んだ」という事実が，「悲しみのあまり」という言葉によってつながるからである。プロットは事実と事実の間につながりを見つけて一つのラインを作る。「王様が死んだ。そして王の呪いによって王妃様も死んだ」とつなげば，別の物語になる。どうつなぐかに，語り手の意味づけが入ってくる。

　プロットに注目すれば，妙中さんの痛み物語には，たとえば，「本当は行きたくない。でも，主人の思いに応えるために○○病院に受診する」というプ

---

*18　心理臨床においては「治療構造」という観点から論じられることが多いが，一般の医療において治療構造をどう考えるかについては拙著（岸本，1999）で論じた。

ロットや，「お腹が痛い。でも『そのとき』の痛みを思ったら，今の痛みなんて何でもない」など，さまざまなプロットがあることがわかる。しかし，これらの筋書きを始点から終点まで一本の線でつなぐだけでなく，〇〇病院への受診の話と，流産されたときの話に，「自分の意見よりは，夫や周りの人の思いに応える」というパターンが繰り返されていることが見えてくると，この二つのプロットに重なる部分があることがわかる。

　いくつかの線をつないで蟹座やおうし座といった星座が見えてくるように，無理に一つのラインでつなげるだけでなく，星座を見るようにさまざまなパターンを見ていくことができると，全体像の見え方が変わってくる。より多面的な見方が可能となる。ストーリーラインだけを見ていると，そこから外れるプロットが見えなくなりやすい。星座として見るなら，「相手の思いに応える」というパターンが，産婦人科を選ぶときにも，同じ病室の患者の話を聞いているときにも，今ここでも（ご主人がA病院やB病院の受診を勧めている），繰り返されようとしているのが見えてくる。だから，たとえば「自己犠牲座」という一つの星座が，そこに布置されているとみなすことができる。

　河合隼雄は，このような見方をさらに広げて日本人の心のあり方についても論じたが，妙中さんが痛みに耐える姿から，河合のいう「耐える女性」(河合，1982) が布置していると見ることも可能であろう。ここまで視野を広げると，彼女の痛み物語は，個人的な文脈で意味を持つだけでなく，同時に文化的社会的な次元でも意味を持つようになる。プロットはナラティブの重要な要素だが，コンステレーションという観点を持つことで，プロットをより立体的にとらえることができるようになる。

　ナラティブ論では「物語の書き換え」ということがいわれるが，物語の書き換えよりも星座が変わるほうがさらに大変かもしれない。物語が書き換わったように見えても，同じようなパターンが姿形を変えて立ち現れてくることもよくあるからである。私は経験的にその難しさを知っているからこそ，あえてこちらからは何も言わずに，聞くことに徹したのである。

　私は医師になって25年を超えたが，その間，患者の語りに耳を傾けてはその記録を残し，事例検討を行って振り返る，ということを繰り返し行って

きた。そうするうちに，ここで述べたように，語りに心動かされながら，同時にプロットを読み，さまざまなコンステレーションを考えてどんなふうに言葉を返すか，あるいは返さないかを考えながら応答することが，多少なりともできるようになってきたのではないかと思う。それでも，常に患者のほうが一歩先を行っており，患者に教えられることが多いのではあるが。

先日も，放射線治療のために入院されている患者が，以前「毎日退屈だ」と言っておられたことを思い出して，「毎日退屈ですよね」と切り出したところ，突然表情が変わり，「退屈なんてことはありません。毎日が真剣です。患者というのはそういうものなのです」と真顔で言われ，「退屈だ」と言われていた言葉に油断していたことを反省した。患者の言葉に耳を傾けるという姿勢を失いさえしなければ，毎日が新鮮で，常に新たなことを教えてもらえるのである。

■ 最期までよろしく

それから約半年後。病状もかなり厳しくなってきたが，緩和ケア病棟は希望されず，外科病棟で療養されていた。そんなある日，緩和チームのもう一人の医師に，次のように語られた。

　　「近所の男の子が来てくれてね。小さい頃，ランドセル忘れて学校行っているから，今日休み？って聞いたら，ランドセル忘れてて。可愛いね。弟も同じことをしてて本当可愛い。土日になると妙中さん遊ぼう言うてきてね。バドミントンしたりドッジボールしたりしてよう遊んだ。家の鍵を忘れて玄関でボールついてたから，家に呼んでご飯食べさせてあげて。もう二十歳や。よう来てくれた。嬉しいわ。

　　銀行に勤めている子がいてね。あの世からも貯金できるかな言うたらできるって言うてくれた。ほんまみんなかわいい。幸せや。最期にこんな幸せがあるなんてな。嬉しい。ここまで頑張れたのも主治医の先生たちのおかげやと思う。いい先生たちに会えた。こんなに私の考えを尊重してくれる先生たちがおるんやね。みんなに感謝。少し眠るようになって，起きたらスッキリしてる。最期までよろしく」

その10日後，息を引き取られた。

エビデンスを補う——エビデンスでは聞き方は上達しない

◆ 語りの価値は比較では決まらない

第1章でEBMのステップ1「問題の定式化」における盲点について指摘した。ここではこの盲点について，もう少し踏み込んで考えてみよう。

EBMを実践するためには，患者の語りを「臨床的に適切な質問」，すなわちPICOの形式*19 に変換する必要がある。しかしながら，たとえば，53〜54頁で紹介したような妙中さんの語りは，PICOの形式には変換できない。治療の流れのなかでは極めて重要な語りだが，その価値は何かを比較することによって決まるのではない。この妙中さんの語りは，比較などしなくとも，それだけで固有の絶対的価値を有するものなのだ。

しかしながら，PICOの形式に変換できなければ，結局のところ，EBMの視界からは消えてしまう。サケットらがいくら，EBMとは「最良のエビデンス」「臨床的技能」「患者の価値」「患者の状況」という四つの要素から成る(Straus et al., 2005)，と主張しても，「患者の価値」を尊重するための方法論を示さなければ，空念仏にすぎなくなるのではないだろうか。対外的には患者の価値や状況を重視すると言いながら，その内実はシステマティック・レビューやメタアナリシスなどを頂点とするエビデンスレベルによってランクづけされた物差しで評価し，相も変わらずエビデンスに裏づけられた治療法を押しつけるということが続くのではないだろうか。EBMが統計学的な研究の結果のみをその根拠に位置づける限り，妙中さんの語りに見られるような固有の価値はEBMで真剣に取り上げられることはないだろう。統計はあくまで多数例を対象とし，「個」を見ることはしないからである。しかしながら，語りの価値は比較によって決まるのではない。

---

*19 22〜23頁参照。

◆ 聞き方を磨くための方法

　それでは，「個」の価値を視野に入れるにはどうすればよいだろう。出発点としては，そこで生じたことを記録に残し，それをもとに検討するということが挙げられる。そのための方法論が語りに基づく事例研究であると筆者は考える。語りに基づく事例研究については第4章で改めて述べるが，第1章で述べた「関与的観察」の姿勢を基本に据え，語りに基づく事例記録を残していくことが出発点になる。

　個人的な背景について少し述べれば，筆者は医学生の頃から臨床心理学に関心があり，私の学年から始まった自主研修という制度を利用して，学生の身でありながら臨床心理の事例検討会に参加するチャンスを得た。その影響を受け，医師になったら，カルテとは別に患者とのやり取りをできるだけ記録に残そうと考えた（岸本，1999）。富田（2016）は，ナラティブ公開シンポジウムにおいて，話題提供者である看護師の発表を聞いて，「その時々の風景がみえるよう」で「……看護師の姿がはっきりと見えた」と感じたと述べているが，それとおそらく同質の体験を30年近く前に臨床心理の事例検討会で体験したことが，臨床心理方式の関与的観察による事例記録を残そうと考えた原動力となったと思う。

　症例検討や症例報告は，医学教育においても，医学研究や専門医の取得のために，今なお行われているし，求められてもいる。しかし，医学で行われる症例検討では，患者や医療者の姿，まして「その時々の風景」が見えることはほとんどない。一方，臨床心理で行われている事例検討や事例研究では，まるで自分が治療者としてそこに立ち会っているかのように，その経過のなかに入り込んで検討を行うことができる。それは一種のヴァーチャル・リアリティであり，その体験は衝撃であった。その影響を受け，医師になったら臨床心理方式の事例検討ができるくらいに自分の実践を記録に残そうと考えたのである。

　こうして記録を残してきたおかげで，今なお，そのやり取りを鮮明に思い起こすことができるケースがたくさんある。臨床心理の専門家からみれば特別なことではないが，医師や看護師で意識的にそのような記録を残している

のは少数派であろう。記録に残さなければ患者とのやり取りは時とともに記憶から薄れ，聞き方の盲点はいつまでも盲点として残り，話の聞き方は我流にとどまって，そこに向上はない。

◆ 記録を残すことの意義

　仲田（2011）は手術上達のための方法として，手術記録の重要性を強調しているが，これは話の聞き方にも大いに響くところがあるので紹介する。どれほど質の高い根拠のあるエビデンスがあったとしても，エビデンスがあることと，手術手技を習得しその腕を磨くことは，別の問題である。たとえば，ある手術に関してどれほど質の高いエビデンスがあるとしても，手術手技が未熟であれば，結果を伴わないことは論をまたない。

> 　「外科系医師にとって手術記録は宝物である。手術上達に手術例数を重ねることは不可欠であるが，漫然と数だけこなした場合，上達は遅々として進まない。一例，一例，最大限の教訓を汲み取らなければならない。自分が手術で経験したことを詳細に記載し，うまくいかなかった点は必ず反省し，記載する。一つの手術で得た教訓を次の手術に生かしていくのである。（先輩の）手術が終わったら必ず手術の一部始終をルーズリーフのノートに書いておく。とくにコツだと思われることは詳細に記載しておく。自分の手術が終わった時には，必ずその日のうちに（たとえ午前2時でも3時でも。次の日になると細かいところを忘れてしまう）手術の記載を行い，特に反省点については詳細に記録しておく。カルテにすべて書くのがためらわれるようなら別のノートに書いておく。記録しておかないとあっという間に手術の詳細を忘れてしまうのでなかなか進歩しない。自分の記憶力を信じてはならない。詳細に記載し，それを何度も読み返すことにより初めて階段状に進歩していくのである」

（仲田，2011）

　この仲田の言葉は，そのまま「語りに基づく事例研究」（第4章参照）にも当てはまる。話の聴き方の腕を上げようと思えば，会話が終わった後で，

記憶が薄れないうちに，やり取りをできるだけ逐語に近い形で残しておく。相手の言葉だけでなく自分がどういう言葉を発したかも書いておく。話を聞きながら，あるいは自分が相手に話しかけながら，考えていたこと，感じたことも書いておく。そんな時間などないと言われるかもしれない。もちろん，すべてのケアや診療をこのようにすることは，もとより無理な話であろう。最初はある特定の一人に限定して始めればよい。一人であったとしても，そのやり取りを逐語的に残すということをやれば，それだけで話の聞き方が変わってくる。自分の聞き方を意識できるようになっていく。

　とはいえ，自分一人で振り返ることはやりづらいので，一つの方法として，臨床心理士に聞いてもらうことをお勧めしたい。臨床心理士は基本的には皆このようなトレーニングを受けているからである[20]。幸い，2007年4月1日から施行されたがん対策基本法では，がん診療連携拠点病院に，緩和ケアチームに協力する医療心理に携わる者を配置することが望ましいとされていて，臨床心理士を採用するがん拠点病院も増えてきている。

◆ 論理実証モードとナラティブ・モード

　話の聞き方について振り返る切り口の一つとして，聞き方のモードについて述べておこう。斎藤（2003b）はやまだ（2000）を引きながら，「ナラティブ・モード」と「論理実証モード」について論じている。たとえば，次のような会話を考えてみよう。

　　夫：昨日の夜に駅前のパン屋で買ったパンを朝食べたんだけど，しばらく
　　　　したら気持ち悪くなってきて，立っていられなくなって。強い吐き気
　　　　がして戻そうとするんだけど戻せなくて……
　　妻：どこのパン屋？　そんなことってある？　本当にパンが原因？

---

*20　日本臨床心理士資格認定協会による臨床心理士の資格は，国家資格ではないが，資格認定協会の認定を受けた大学院で学ぶことが必須要件となっていて，大学院卒のしっかりとした資格である。なお，最近国家資格化が決まった公認心理師の資格は，大学卒でも取れる（卒後一定の研修期間が必要であるようだが）資格となっており，現在の臨床心理士の資格に比べると，資格取得の閾が下がることが懸念されている。

夫：……

娘：パパは，しんどかったということが言いたかったんじゃない？

　ここで，妻と娘の話の聞き方は対照的である。妻は，夫の具合が悪くなったのは本当にパンが原因なのかどうかを問題にしている。「語りの内容が事実と合致しているかどうか」を意識するような話の聞き方を「論理実証モード」と呼ぶ。これに対して，娘は語り手の気持ちを汲もうとするような聞き方をしている。語り手の「訴えたい物語りはなんであるのか，をもっと知ろうとする」ような話の聞き方は「ナラティブ・モード」と呼ばれている（斎藤，2003b）。

　医療者は，特に的確な診断を行うことが求められる医師は，論理実証モードで話を聞くことを，多くは明確な自覚なしに，刷り込まれている。胸が痛いと訴える患者には，いつから痛いのか，どのような痛みか，痛みはどのくらい続くのか，1日に何回くらい痛くなるのかなどを尋ねて狭心痛かどうかを診断するわけだが，このような聞き方をしていると，先の夫婦の会話のように，患者の気持ちが汲まれないまま残るという事態になりかねない。

　もちろん，論理実証モードの聞き方は，医療を行っていくうえでは不可欠である。これを逃すと狭心症を見落としてしまうことになりかねない。しかしながら，そのような聞き方だけでは患者の気持ちが置き去りになってしまう可能性があるということを意識しておくことで，より配慮の行き届いた治療が可能になるのであり，そのためには自分がどのようなモードで話を聞いているのかに目を向ける必要がある。

　53〜54頁に示した妙中さんの語りも，論理実証モードで聞いていたら，たとえば，本当に「死は怖くないのだろうか」とか，本当に「プチッという音が3回した」のだろうかなどと考えて聞いていたとしたら，せっかくの語りも台無しであろう。患者の語りを「評価したり，検証したりするのではなく，「一つの物語りとして丸ごと尊重する」という姿勢」（斎藤，2003b）で聞くからこそ，患者も聞いてもらえたと思えるのである。患者の思いを汲みながら医療を行っていくためには，論理実証モードとナラティブ・モードのバランスが大切になってくる。

◆ 解釈の必要性

　それでは，たとえば患者が，「薬に毒が入れられている」と訴える場合には
どのような聞き方をすればよいだろうか。もちろん，実際に毒が入れられて
いる場合が絶対にないとは言えない。客観的にそのような事実がないかどう
かは，念のため確認する必要はあるだろう。しかし，客観的にそのような事
実がなくても，「薬に毒が入れられている」との訴えが続く場合，どのように
聞けばよいだろうか。論理実証モードで聞くと，患者の訴えは否定されるこ
とになる。自分の思いを聞いてもらえないと患者が受け取った場合，ますま
す訴えは強くなるか，あるいは自分の殻に引きこもってそれ以上話さなくな
るだろう。

　だからといって，「薬に毒が入れられている」ことを肯定するわけにもいか
ない。ここでは一歩踏み込んで，「薬に毒が入れられている」という語りの背
後にどのような思いがあるかを推測していく必要が出てくる。語りの文字通
りの意味内容の背後に潜む患者の気持ちを推測することを「解釈」と呼ぶこ
とにしよう。ナラティブ・モードで聞くためには語られた内容をそのまま受
け取るだけでは十分とはいえず，しばしば解釈が必要になってくる。

　それでは，先の「薬に毒が入れられている」という語りはどのように解釈
すればよいだろうか。たとえば，毒が入れられた薬を飲んだとしたらどうな
るか。最悪の場合，命を奪われることにもなるだろう。だとすると，患者が
最も恐れているのは，薬に毒が入れられているかどうかではなく，殺されて
しまうことのほうではないか，との仮説が浮かんでくる。しかも，自然に死
が訪れるのではなく，他者の悪意によって殺されてしまうと言っているわけ
だから，この語り手にとっては，世界が悪意あるものとして自分に迫ってい
るのであり，強い恐怖を感じている，と察することができる。

　「薬に毒が入れられている」という語りから，その背後に，殺されてしまう
のではないかと思うほどの恐怖があると解釈をして，その恐怖に共感するこ
とができれば，患者の語りも聞きやすくなる。「それは怖かったですね。私は
毒を入れた覚えはないのですけどね」とか，「毒が入っていないか，薬剤師さ
んにも確認してみましょうか」とか，返答の仕方はいろいろあるだろうが，

患者の気持ちを汲もうと思えば，どのような言葉を返すかよりもむしろ，語りを解釈し，その言葉の背後にある感情に共感できるかどうかのほうが大切になってくる。言葉の背後にある感情に共感できれば，患者の切迫感は多少なりとも和らいでいくだろう。

とはいえ，解釈には唯一の正解というものはない。だから，やり取りを観察しながら，その解釈が適切かどうかを確認し，随時調整していくことが必要となる。たとえば，よく観察していると，ある特定の人だけに，「薬に毒が入れられている」と訴えているとわかることもある。その場合，その人の対応にどこか患者の不安を刺激するところがある場合もあれば，その人にだけ，他の人には打ち明けられない思いを打ち明けてくれているということもある。解釈が大きく外れていないかどうかは，その後の展開を見て検証していくしかない。

◆ 聞き手自身を視野に入れる

「薬に毒が入れられている」という話に同調して聞いていると，「X 先生が毒を入れた。朝も昼も入っていた」など，そのストーリーが助長され，どんどん膨らんでいく場合もある。話が膨らんでいくということは，不安が増大していることの表れでもあるので，毒の話の背後にある恐怖に共感しているつもりでも，どこかで聞けていない部分があったのではないかと，振り返る必要がある。「毒は絶対に入っていないから安心できる」という確固たる安定感を持たずに聞いていると，患者と一緒にこちらの気持ちも揺れてしまい，たとえ言葉には出さなくともそれは伝わるので，不安の振幅を増大させてしまうということも起こりうる。訴えが繰り返し続く場合，だんだんと語り手のストーリーに取り込まれて，聞き手に不安が伝染するということも起こりうる。妄想に近いような内容になってくると，論理実証モードとナラティブ・モードを共存させるような聞き方をしないと聞き手のほうが足元をすくわれてしまうことにもなりかねない。

「薬に毒が入れられている」という極端な話の場合は，慎重に聞くということがやりやすい。しかし，たとえば緩和病棟に入院してこられた患者が，「緩和のことは何も聞いていない」と言われた場合はどうだろう。この場合はな

かなか微妙である。紹介元の主治医が説明をしていても，本人はショックで説明を受けたことさえ覚えていないということもあれば，見捨てられた感じを受けて，説明は受けていたことを覚えているにもかかわらず，「説明を受けていない」と言ってしまう場合もあるだろう。あるいは，緩和ということから目を背けたくて「緩和のことは聞いていない」と言いたくなる場合もあるだろう。もちろん，実際に説明を聞いていないという場合もあるかもしれない。いずれにしても，このような場合，論理実証モードでアプローチをすると，思わぬ行き違いを生じてしまうことが少なくない（筆者自身そのような行き違いを何度か経験するなかで，どう聞けばよいかということを考えるようになったのであるが）。「説明を聞いていない」のが事実かどうかではなく，「説明を聞いていない」という訴えを，そのまま宙づりにする形で心に留めながら，その背後にある思いを聞いていくということが必要である。

　このように，話を聞くためには，語られた文字通りの内容だけでなく，それを解釈して，その背後にある感情にも共感することが大切になってくる。聞き手自身の聞き方やそこに生じてくる感情も視野に入れることが必要なのである。このような複雑なプロセスの大部分を，多くは無意識に行っているが，話を聞きながらこれらの側面にも目を配ることができるようになれば，リアルタイムに，語りの流れや相手の表情などから，こちらの応答を時々刻々に調整できるようになっていく。

　妙中さんの語りを聞きながら私自身に生じていたことの一端を，54〜57頁に示した。それは，外からはただ何も言わずに話を聞いているように見えるかもしれないが，話を聞きながら，非常に複雑な相互交流のプロセスが生じていたことを示したかったからである。そして，聞き手がこれらの側面にも自覚的になることにより，このプロセスをある程度言語化して共有することも可能となる。

　エビデンスが統計学的に検討されたデータに限定される限り，話を聞くプロセスは盲点にとどまり，不問に付される。しかし，臨床においては，ほかならぬこの患者が，ほかならぬ私に向かって話すということに意義があるのであり，さらにそれをある程度言語化して共有し，検討することで，聞き方の腕を磨いていくことができると思う。

第4章　分身の術

■ もう死にたいです

　消化器内科からの依頼でお会いすることになった奈良林さん（60代男性，仮名）は，開口一番，「もう死にたいです」と悲痛な表情で訴えられた。診察室には，奈良林さんと妻だけでなく，各地から駆けつけた3人の息子さんと娘さんたちも同席しておられ，さらにプレッシャーを感じる。

　奈良林さんは食道がんで1年前に手術をされ，その後しばらくは病状も落ち着いていたが，2カ月ほど前に転移が判明した。抗がん剤治療が始まったものの病勢は抑えられず，3日前に大学病院での治療はこれ以上できないと告げられてホスピスを紹介され，翌週にホスピス外来の予約が入っていた。しかし，3日前から全然食事もとれなくなり，痛みも強くなって，筆者の勤務している病院の救急外来に駆け込まれた。救急で診察を担当した消化器内科医が，「痛みが強いようなのでお願いします。入院が必要ならホスピスに移るまでの期間，消化器内科で診ますから」と紹介してくれた。初期の病状評価と治療は消化器内科が行ってくれ，入院が必要なら診てもらえるので，こちらは話を聞くこと，症状を和らげることに専念でき，とても有り難い。看護師も一緒なので，家族の思いは看護師に聞いてもらえる。そう思い直して，重心を深いところに沈め，話に耳を傾ける。

　患者は「しんどいので」と診察室のベッドに横になられた後，冒頭で述べたように，「もう死にたいです」と訴えられた。私は，まずは本人と関係を作

ることが先決, と思って,「消化器内科の先生から紹介していただいた, 緩和の岸本です。つらい症状を和らげるお手伝いをさせていただこうと思うのですが, どんな様子ですか?」と本人に尋ねる。すると奈良林さんは,「話すとむせてしまうんです。だから, 妻から聞いてください。妻が詳しく知っています」と, 妻に下駄を預けられた。

■ 妻が代わりに

夫に言われて, 妻が話し始めた。「3日前, 抗がん剤治療もできない。あとはホスピスにと言われてから食事もとれなくなり, 痛みもどんどん強くなって, 昨日は一晩中, 足をさすっていました。私も全然寝ていません。来週, ホスピスの予約が入っているんですけど, それまでとても持たないと思って, 今日, 駆け込んだんです。救急で診ていただいて助かりました。突然やってきまして, 本当にすみません」。「そういう心配はいりません」と答えようとするのとほぼ同時に, 当の本人が妻の口を遮って話し始めた。

■ 妻を遮って

「いやあ, 先生。私はとにかく, 痛みは我慢するものと思ってきたんです。私は薬の関係の仕事をしていました。だから, 麻薬が怖い薬であることもよく知っています。使い過ぎてはいけないことも, よくわかっています。それで, 最初に痛み止めを出してもらったときも, あまり使わないように我慢していたんです。でも, 貼り薬に替えたときに,「この薬(頓用の痛み止め)は使うな」と言われまして, その言葉は守らないといけない, と思いまして, 使わなかったんです。夜も痛くなって, 妻がさすってくれていました。とにかく病院が嫌でね。できるだけ家で頑張っていたんです。ホスピスとかも紹介されましたが, 来週の予約まで待てませんでした。抗がん剤治療もできないと言われて, じゃあ, 死ぬのを待てと言うんですか。……でも, もう死んでもいい。こんなに苦しいくらいなら死んでもいいです……」と一気呵成に語られる。私は言葉を返すことができず, しばし沈黙となる。すると奈良林さんの目には涙があふれてきて,「死ぬのは怖いんです。でも病院は嫌なんです。家がいい。家で死にたい。母ちゃんの横で死にたい」と涙ながらに訴え

られた。

　気持ちが落ち着かれるのを待って，「私のほうから少しうかがってもいいですか？」と尋ねたところ，「いいけど，もう一つ話させてください」と言われ，家で過ごしたいと言ったけど，妻には迷惑をかけたくない，でも家がいい，と複雑な思いを縷々話された。そして，「こんなに聞いてもらったのは初めてです。胸がスッとしました」と言われ，「先生，お待たせしました。今度は先生の番です」と私にバトンを渡された。

■ バトンを渡されて

　ここまででおよそ 15 分。話すとむせるので妻に話をさせようとしていたのに，むせることもなくかなりの勢いで話される様子を見て，息子さんたちは最初は唖然としておられたが，不安もあったのかなあ，今はすごく安心した表情をしている，とひそひそ話しておられる声が耳に届く。妻のほうに目を遣ると，「先生のお顔を見たときから，胸のつかえが取れるような感じがしました」と言われ，安堵の表情になっているのが目に留まる。

　ここで本人のほうに向き直し，前医で出されている薬を確認する。いずれも標準的な処方がなされていて，私でも同じような処方をすると思った。しかし，本人に説明がなされていないのか，説明されても理解する余裕がなかったのか，せっかくの薬がうまく生かされていない。ご本人と一つひとつ薬を確認しながらその使い方を説明し，特に医療用麻薬の頓服は，適切に使えば痛みを和らげることができることを丁寧に説明した。本人も妻も安心され，今薬を飲んでもいいか，と尋ねられたので，「もちろん，いいですよ。そのほうが安心ですよね」と答え，看護師がすぐに水を用意してくれて，私の目の前で薬を飲まれた。

　話を聞いているうちから痛みはかなり和らいでいた様子だったが，薬を飲んで 10 分もすると痛みはさらに楽になり，これなら家で過ごせそうだと言われるまでになった。元々，できることなら入院はしたくないという気持ちでおられたので，入院はせずに様子を見ることになった。消化器内科の予約と合わせて 1 週間後に外来の予約も入れ，翌日には痛みの状況を確認するために看護師から電話を入れさせてもらうと伝え，痛みが強いときには我慢せ

ずに救急外来を受診するように勧めた。

その後，しばらく外来に通われたが，痛みは薬をうまく使って対処できている様子で，必要に応じて微調整を行った。その間，最期の過ごし方についても率直に相談し，やはり，家で最期まで過ごしたい気持ちは変わらないとのことだったので，看護師が往診の先生や訪問看護の手配のために担当部署につないでくれた。また，そうはいっても入院が必要となったときのためにと，ホスピスも見学して入院の申し込みもされた。「救急の対応が必要なときには消化器内科，夜間は救急の先生が対応してくれるので，我慢しないでよい」ということも伝えておいた。その後，奈良林さんはご夫婦で2カ月ほど外来に通われたが，徐々に食事がとれなくなって，通うことができない状況となった。往診の先生と訪問看護のお世話になりながら，当初の希望どおり，ご自宅で最期を迎えられた。

■ 臨界点

初診のやり取りを振り返ってみると，私が心を砕いたのは，ひたすら話を聞くということに尽きるのだが，医師になって間もない頃の私だったら，同じようにひたすら話を聞いていても，おそらく上記のような展開にはならなかったのではないかという気がする。次回の予約に来られるまでの間に痛みが強くなって緊急入院されるか，毎日のように外来で調整が必要になるか，あるいは病状が急に悪化して思わぬ転帰となるか，さまざまな展開が考えられるが，おそらく上記のようにはならなかったと思う。

その違いがどこにあるかと考えながら経過を振り返ってみると，事態がスムーズに流れるか否かを決しうる臨界点がいくつか見えてくる。この臨界点に焦点を当て，奈良林さんの話を聞きながら，私の頭の中ではどのような考えが浮沈していたかを述べてみよう。

■ 出会いの場面

まず，出会いの最初の場面だが，開口一番「もう死にたいです」と言われ，緊張が走る。「緩和ケア研修会」などでは，死にたいほどつらいんですね，と返すと良いと言われることもあるが，強調点を「死にたい」ではなく「つら

い」に移せば，聞き手が背負う重荷が軽くはなるが，こちらが楽になるぶんだけ「死にたい」という気持ちから離れることになる。ここはやはり，「死にたい」という思いをそのまま受け取らねばならないのではないか。しかし，なぜ「死にたい」とまで思われているのかわからないことには，共感も難しい。そんなことを考えながら，「死にたい」という思いに圧倒されないよう，重心を深いところに沈めるつもりで聞こうとかまえる。

　そして，どういう目的で主治医が私のところに紹介されたのかを手短に伝え，「死にたい」という思いの背景をもう少し知りたいと思って，「どんな様子ですか？」と尋ねたところ，話すとむせるので妻に聞いてほしいとの答えが返ってきた。ここでもちろん，病状が進行していて話すとむせる，ということは十分考えられるが，同時に，これまで医師に話そうとしても話を聞いてもらえなかったので，話しても無駄ではないか，ちょっと様子を見ようと思われたのではないか，という考えも浮かんできた。

　そこで私は，妻のほうに重心を完全に移してしまうのではなく，奈良林さんの話を聞いていたときの重心はそのまま残して，妻の話を聞くために，いわばもう一つの重心を新たに置いて，妻の話を聞き始めた。言い換えれば，複数の「自己-状態」（Bromberg, 2011）を同時に意識しながら，話を聞いていくのである。ここで「自己-状態」とは，「認知，信念，主な情動と気分，記憶へのアクセス，スキル，行動，価値，作用，生理的調整などが自分自身のまとめ方で独自に組織化」されたもので，瞬間瞬間に不連続に切り替わっていく。

■ 複数の「自己-状態」

　奈良林さんとのやり取りを振り返りながら，自己-状態についてもう少し詳しく見てみよう。

　奈良林さんの「死にたい」という言葉を聞いたときに私に生じた自己-状態（「私A」）は，妻の話を聞いているときの私の自己-状態（「私B」）とは異なる。奈良林さんの「死にたい」という思いに圧倒されると，「私A」は私にとってつらい状態となるので，私のなかで「私A」を切り離してしまうほうが楽である。こうして，意識していないと，「私A」は私から消えてしまう。

さらに，妻の「私も全然寝ていません」とか，「突然やってきてすみません」といった語りは，「死にたい」という訴えよりは心に収めやすい内容なので，妻の話を聞いているうちに「私B」が優勢となり，「私A」は私から切り離され，「私でないもの」になってしまう。

　しかし，「私」は「私A」を通して奈良林さんとつながっているので，私から「私A」が切り離されると，私と奈良林さんとの関係が切れることになる。死の影を意識しながら生きておられる方々は，そういった変化を敏感に察知する。だから，「私B」で妻の話を聞きながら，同時に「私A」も意識して保持し，奈良林さん自身との関係も切れないように心掛けたのである。このような，いわば，分身の術とも呼べるような聞き方をしていたからこそ，最初は「妻に聞いてくれ」と言っておられた奈良林さんが，奥さんを遮（さえぎ）ってでも話し始められたのだと思う。もし，私が「私B」と同一化しすぎて，「私A」を切り離してしまっていたら，このような展開にはならなかったのではないかと思う。

　これと同じことが，奈良林さんの語りを聞いているときにも当てはまる。「もう死にたい」と言われたときの切迫感（A0），「痛みは我慢するものと思ってきた」と語り始めたときの苦痛な様子（A1），「死ぬのを待てと言うんですか」と語気を強めた時の怒り（A2），「死ぬのは怖い」と涙を流しながら漏らされた恐怖（A3）。奈良林さんのそれぞれの自己−状態に合わせて，私の自己−状態，私A0，私A1，私A2……も刻々と変わっていく。医師になりたての頃と比べて変わってきたのは，これら（私A0，私A1，私A2……）を，いずれも切り離すことなく一貫したものとして私のなかに収めていくような聞き方を多少なりとも意識できるようになった，ということだと思う。私のなかで，私A0，私A1，私A2というさまざまな自己−状態がまとまりのあるものとして収まることは，奈良林さんのなかで，奈良林さんのさまざまな自己−状態がまとまりのあるものとして収まるプロセスと，おそらく呼応している。「私」を取り戻すプロセスは，語り手と聞き手の間で，こんなふうに共鳴しながら進んでいくのではないかと思う。もちろん，それは直線的に前進するような単純なプロセスではないのだが。

■ 内容からコンテクストへ

　このような呼応が生じる前提として，まずは，相手の自己−状態に波長を合わせるような聞き方が必要になってくるが，そこで鍵となるのは「理性以前の言語」（スピヴァク，2014）であり，「意識された頭には感知されない部分の頭脳」を働かせる必要がある。というのも，そのような言語にこそ，「意味を作ることを成り立たしめる原理的な作用」があるからである。

　精神分析家にして神経科学にも詳しいアラン・ショア（Schore, 2011）も，「内容優位からプロセスとコンテクスト優位へのパラダイム・シフト」の重要性を強調している。というのも，「治療同盟に埋め込まれている関係性」は，「治療者の左脳を通して内容に関する解釈を判然とした形で患者の右脳に提供すること」によってではなく，「右脳同士の間の，情動面におけるコミュニケーションと調整のプロセス」を通して変化するからである。

■ 非言語的同調の基盤となった体験

　このような観点から見ると，私が患者の話に波長を合わせるそのやり方は，臨床の出発点で忘れられない体験をしたことが，その土台となっていると感じる。私が医師になって最初に受け持った患者は，話すことができなかった。パーキンソン病の精査治療目的で入院されたが，食事中に誤嚥して食べたものが喉につまり，そのまま心肺停止となった。すぐに蘇生処置がなされたが，残念ながら意識は戻らず，人工呼吸器につながれてかろうじて命をつないでいるという状態だった。私が受け持ったのは，そのエピソードから数日後，全身状態も悪いなりにある程度落ち着いた頃だった。医学生のときに臨床心理学に強い関心を持ち，その方法に強く影響を受けた私は，医師になったら患者の話にできるだけ耳を傾けたいと思っていた。しかし，最初に受け持った患者が話すことができないということで考えさせられた。私にできることは，血圧や尿量を測定したり，血液検査を行って点滴のメニューを調整すること，そして人工呼吸のために気管に入れられた管から痰を取ることくらいであった。

　他に何かできることはないかと考えて，夕方に5分から10分ほど，ただ

傍にいるだけの時間を作るようにした。語りの内容でつながることはできなくても，言葉を超えたところでつながれないかと考えて，人工呼吸器が機械的な換気を繰り返すなか，こちらも意識水準を下げて，無心に患者のことを思いめぐらせながら，あるいは妻や娘さんから聞いた話を思いめぐらせながら，ただ横たわるだけの患者の内面に入っていこうと試みた。私自身も人工呼吸器のリズムに合わせて呼吸をしてみたり，患者の視線の先にある天井の模様を眺めてみたり，そんなことをしながら，物言わぬ患者に，いかに波長を合わせながらその傍にいることができるかということを，限られた時間ではあるが日々行った。そのようなことを繰り返しているうちに，私は患者の夢を見るのだが，その経緯については別に記した（岸本，1999，2014）ので，ここでは省く。

　その後も，たとえば循環器内科の研修中は，集中治療室で人工呼吸器につながれて集中治療を受けている（気管に管が挿入されているため，鎮静剤で眠っている）患者の傍らで，やはり夕方に2，3分程度だが，ただその傍にいるということを毎日行ったり，神経内科の研修中は，ALS（筋萎縮性側索硬化症）という難病のため，やはり人工呼吸器につながれて，瞬目でかろうじて意思疎通はできるという患者が不眠を訴えるようになり，どんな体験をしておられるか知りたいと思って，患者の了承を得て，一晩その傍で過ごしたりもした。これらの体験を重ねるなかで，言葉を超えた地平，あるいは言語以前の地平において，患者と関わろうとするスタンスの基盤が多少なりともできていったのではないかと思う。

■ 呼応する自己-状態

　ナラティブ・ベイスト・メディスンは，病を物語とみなし，患者を物語の語り手とみなす一方で，医学的診断や治療も医療者側の物語とみなし，両者をすり合わせ新たな物語を生み出すことを治療と考える（斎藤・岸本，2003）。その要を一言で表すとすれば，「まず聞いてから考える」ということになろう。とはいえ，「まず聞く」ことがどれほど難しいことであるかも，日々実感するところである。

　ナラティブ・ベイスト・メディスン（Greenhalgh & Hurwitz, 1998）や，ナ

ラティブ・メディスン (Charon, 2006) では,「物語」「語り」が強調される
ため,ともするとその内容や筋書きに目が向きやすくなる。しかし,語られ
た内容に目を向けるよりも,あるいはその前に,語り手という存在に波長を
合わせようとするようなスタンス,ショアのいう「右脳同士の対話」がなけ
れば,聞くことが治療には結びつかないのではないかと思う。

　これはちょうど,母親が,もの言わぬ乳児の状態に波長を合わせるような
スタンスである。この波長合わせは,乳児の表情,声のトーン,手足の動き
などに応じて,瞬間瞬間に(千分の一秒単位とされている)ダイナミックに
変動する。したがって,自己-状態の切り替わりも瞬時に生じ,少し前の自
己-状態は,特にそれが自分にとって不快なものであるときには,あっという
間に切り離され,「私ではない」自己-状態になる。

　こうして,一見,相手の話を聞いているようであっても,自分に収まりの
悪い部分が切り離されてしまう。相手の話をそのまま聞いていくためには,
話を聞いているときの自らの自己-状態が時々刻々と変化することを可能な
限り意識し,一貫性のあるものとして自らの内に収められるようになること
が大切になってくる。語り手の変容は,聞き手のそのようなプロセスに呼応
して生じるのではないかというのが,ここでのとりあえずの結論である。

もう一つのエビデンス──語りに基づく事例研究

◆ 最も質の低い研究？

　ここで,事例研究という方法について論じておきたい。事例研究は,EBM
においては最も質の低いエビデンスの一つとして位置づけられている
(Sackett, 1993)。さらに,EBM においても,多くの医学雑誌においても,事
例研究という名称はあまり用いられなくなっており,代わりに症例報告 (case
report) という言葉が使われている。事例研究はもはや研究とはみなされな
いかの如くである。

　しかし,果たして一例の詳細な検討は,本当に「研究」という名に値しな
いものなのだろうか。本書で示しているような,治療のプロセスを語りベー

スで記録し，振り返って検討することで臨床実践を改善していくという営みは，「研究」という名にも値しないものなのだろうか。他の学問領域に目を向けると，「現実にケース・スタディが中心となる科学はある。キノコ中毒学はすべて，死体の上に築かれてきた」し，天文学や地理学でも，一つしかない火星やチョモランマ山について科学的な研究が行われている（中井，1998）。医療においても，個別例が大切な出発点の一つであることは変わりない。EBM（根拠に基づく医療）においては，多数例を対象とする統計学的な研究の結果が質の高いエビデンスとみなされるが，そこで見えるのは入り口（どのような対象にどのような介入をすると）と出口（どうなるか）だけで，個々の事例においてどんなやり取りがなされ，それがどのような影響を与えたかを見ることはなされていない。

　臨床家にとっては，入り口と出口も大切だが，臨床実践のプロセスそのものを検討することも，それに劣らず大切なはずである。『事例研究というパラダイム』を著した斎藤（2013）も「なぜ，日常の臨床実践そのものが研究対象とならないのだろうか？」という疑問を持ち続けていたと述べている。実際の臨床を対象とするような研究では，患者と医療者の間でどんな語りが交わされたかを検討する必要があるし，それぞれの個人的な価値観や心理社会的背景が少なからぬ意味を持つので，これらの側面も視野に入れて検討できるような方法論が必要となる。「語りに基づく事例研究」はそのような方法論の有力な候補の一つとなると思う（斎藤・岸本，2003）。ここでは，新しい人間科学的研究法という観点から，「語りに基づく事例研究」を見直してみたい。

◆ アカデミックな研究における質的研究の位置づけ

　研究法は量的研究と質的研究とに大別されるが，事例研究・症例研究はこの区分では質的研究に分類される。症例研究は，医学・医療において，古来より重要な研究法であり，実践を深める方法として行われてきたが，「実験科学の特徴を備えた仮説検証的な研究法」が重視されるなかで，また，「質の低い症例報告が量産」されるなかで（斎藤，2013），次第にその価値は薄れつつある。そのことは，医学雑誌において症例研究が掲載されにくくなっている

という事実が如実に物語っている。*Cancer* など多くの権威ある医学雑誌が，単に症例報告であるという理由だけで投稿論文を返却するようになった（Jenicek, 2001）し，*American Journal of Roentgenology* では，症例報告が受理されたのは投稿論文の 20% にすぎないという（Chew, 1991）。

このような流れを補完するかのように，*British Medical Journal*（BMJ）が，1995 年頃から質的研究の重要性を認識して積極的に掲載するようになった（Pope & Mays, 1995）。たとえば，2005 年に心不全の指標として BNP（B-type natriuretic peptide）の有効性を検討したシステマティック・レビュー（Doust et al., 2005）が掲載されたが，編集者はこれにコメントを加える際，2002 年の *BMJ* に掲載された，がん患者と心不全の患者やその家族へのインタビューを比較検討した質的研究（Murray et al., 2002）を引用して，次のように述べている。

> （BNP が心不全の有用な指標であることが明らかとなってきたため，BNP をもとに心不全を定義し直す必要の可能性が出てきたことを踏まえて）医者にとって「心不全」という言葉は，混乱を招くほど広い範囲の病を含むものとなり，定義するのが難しいものとなる一方，患者にとって「心不全」という言葉は，絶望の淵に立たされる響きを持つため，否認したり逆に激しく落ち込ませるものとなっている。
>
> （Lehman et al., 2005）

これに対する一つの解決法として編集者らは，「心不全」（heart failure）という名称に代わり，「心機能障害」（cardiac impairment）という言葉を使うことを提唱している（Godlee, 2005）。「心不全」を「心機能障害」という新たな概念のもとで再定義すると同時に，患者には「心機能障害」という新たな言葉を使うことで「心不全」という言葉の持つ否定的なニュアンスを和らげようというわけである。新たな用語が解決をもたらすほど単純な問題ではないと思うが，「患者にとって心不全という言葉は，絶望の淵に立たされる響きを持つ」ということが頭の片隅にあれば，BNP 高値の患者を診療するときに，治療者の姿勢はおのずから変わってくるだろう。このように，量的研究

と質的研究をバランスよく掲載することで，量的研究だけでは扱うことのできない，あるいは見過ごしてしまいがちな「心不全」にまつわるさまざまな問題を，多面的にとらえることが可能となる。

　NBM も，*BMJ* に連載された論文がその端緒となっている。このような動きは歓迎されるものであるが，残念ながらお膝元の *BMJ* においてさえ，その後再び質的研究がリジェクトされるようになってきており，このような状況を懸念して，グリーンハル（Greenhalgh, T.）を中心とする 11 カ国 76 名の大学教員が連名で *BMJ* の編集者宛てに質的研究の採択を求めるレターを投稿し，掲載された（Greenhalgh et al., 2016）。

　事例研究の重要性を十分に認識してきた臨床心理学の領域でも，似たような事態が生じている。2013 年度の日本心理臨床学会秋季大会では，事例研究の口頭発表の募集が中止されたのだが，この背景には，臨床心理学の研究が事例研究に偏りすぎており，もっと科学的な根拠に基づいたものにすべきであるとの考えがある。会員からの反対で，翌年には口頭発表の事例研究は復活したのであるが。

◆ 語りに基づく事例研究（NBCS）

　このようにアカデミックな世界では，医学のみならずお膝元の臨床心理学においてさえ，事例研究に対する風当たりは強い。EBM の隆盛がこの傾向に拍車をかけているように思う。こうした流れのなかで事例研究にこだわるのは，事例研究以上に患者との相互交流を振り返り，深めることのできる方法はない，と考えるからである。

　ところで，これまで，事例研究と症例研究という言葉をさほど区別せずに用いてきたが，本書でこれまで述べてきた「事例研究」は，医学で従来から行われてきた症例研究（case study）や症例報告（case report）とは異なり，臨床心理学で行われてきたような事例研究をその範としている。同じ症例研究/事例研究といっても，その内実はかなり異なる。誤解を避けるため，後者のタイプの事例研究を本書では「語りに基づく事例研究」（narrative based case study：NBCS）（岸本・斎藤，2006）と呼ぶことにする。臨床心理における事例研究は，すでに 40 年以上前から研究と実践の中心的な方法論として

重視されてきたという経緯があり，そういう意味では，特に目新しい方法というわけではない。

「語りに基づく事例研究」を行うには，参与的観察（第 1 章参照）の姿勢を持って，臨床で生じたことを生の語りを交えながら記録を残していくこと（「語りに基づく事例記録」）が基本となる。生物学的次元以外の種々の側面にも関心を払い，記述する。医学的な身体所見や検査データだけではなく，患者との対話を生の言葉を交えながら経時的に記述すると同時に，心理社会的な背景も併せて記述する。

臨床心理の事例検討会では，こうして得られた事例記録を 1 時間くらいで発表できるくらいの分量に圧縮した資料を作成し，それを読み上げる形で事例提示を行い，さらに 1 時間から 2 時間かけてディスカッションを行う，というやり方が一般的である。つまり，一つの事例を 2 時間から 3 時間かけて検討するのである。臨床心理の領域では，大学院における事例検討から各種の研究会，学会に至るまで，事例検討は基本的にこの形式で行われる。医療者には信じられないかもしれないが，日本心理臨床学会では年次大会においても，一般演題の事例発表（口頭発表）に，一例につき 2 時間の時間が確保されている。一般発表に数分しか充てられない医学系の学会とは，かなり趣きが異なる。

論文としては，規定の分量のなかで，語りに基づく事例記録を交えながら事例提示を行った後で考察を加える，というスタイルが一般的である。心理臨床学会の学会誌である『心理臨床学研究』では，事例研究が原著として受理されている。なお，本書では終章を除く各章の前半で事例を詳しく述べているが，事例提示の途中で考察を交えながら述べるという形式をとっていて，事例研究としては典型的なスタイルとはいえないかもしれない。これは，筆者が考えていたことや感じていたことを時系列に沿って示すことで，臨床実践のプロセスそのものを，事後的にではなく，そのなかに入りながら考えることがやりやすくなるのではないか，と考えてのことである[21]。

---

*21　臨床心理のスタイルで書かれた事例研究は，『癌と心理療法』（岸本，1999），『ナラティブ・ベイスト・メディスンの実践』（斎藤・岸本，2003），『事例研究というパラダイム』（斎藤，2013）などに収められている。

事例検討と事例研究は一応このように区別されるが，これらの区別をあまり重視しない立場もある。詳しくは，斎藤との共著で論じているので（岸本，2003）そちらを参照していただくこととして，ここでは，「これらを異なった概念として区別することの必要性を認めつつも，それらの諸概念を部分集合として含みつつ，全体を包含する“臨床事例研究”（本書では「語りに基づく事例研究」）という一つの複合パラダイムに注目していく」という斎藤（2013）の立場を踏襲して論じることにする。

「語りに基づく事例記録」は，話を聞きながら書き留めるにせよ，フロイトが行ったように診療の後で想起して書き留める（Freud, 1912）にせよ，できるだけ語られた生の言葉も残しておく，というところが肝心だと筆者は考えている。生の言葉を記録することで，患者自身の生の姿（「治療者の目に映る」という限定がつくが）を，より鮮明に浮かび上がらせることが可能となる。この点は，人類学でも問題になってきた部分である。人類学は，「関与しながらの観察」によるフィールドワークの伝統のもとに発展してきたが，理論的で抽象的な学術用語を用いて説明しないと学問とみなされないような風潮があって，研究としてまとめるときには，フィールドの人々の言葉よりも著者の言葉が優先されてきた。その結果，現場の声が研究には反映されないということが，しばしば生じた。人類学で生の語りが見直され，その有効性が認められるようになったのは最近のことだという（Skultans, 1998）。

◆ 質的研究としての NBCS

事例研究は科学的研究といえるのだろうか。斎藤は，臨床事例研究は「実践科学研究」の一つとして科学論的に基礎づけることが可能であり，研究・実践・教育を包括したひとつの「知識創造的社会活動」として位置づけられる，と主張している（斎藤，2013）。筆者も同感である。事例研究の科学性については斎藤の著書に詳しいので参照していただきたい。ここでは，事例研究は，臨床実践の改善を目的とした「質的改善研究」としての意義があり，それ自体がクーン（Kuhn, T. S.）のいう「パラダイム」（専門図式）の候補であると同時に，複数のパラダイムを横断する性質を持っている，という斎藤の指摘を繰り返しておきたい。

ここで，質的研究の一般的な特徴について，斎藤 (2013) に拠りながら考えておこう。

数値 vs. テクスト

量的研究においては，扱われるデータは原則として数値であるのに対し，質的研究においては，データの多くは数値化されない，あるいはできないもので，その代表がテキスト（文章記述）である。

たとえば，痛みの評価を量的研究によって行おうとすれば，痛みを数値によって表す必要が出てくる。そのため，NRS[*22] や，VAS[*23] といった尺度を用いて，痛みを数値で表現してもらうことになる。しかし，国際疼痛学会は痛みを「不快な情動的体験」と定義しており (International Association for the Study of Pain, 1979)，数値化して評価するというアプローチでは，体験のさまざまに絡み合った複雑な側面が見えなくなる。さらに，痛みについて数値化を求めるような聞き方そのものが，痛みに影響を及ぼす可能性があるということも，量的研究では見えなくなる。

これに対して事例研究においては，無理に数値化をする必要はなく，語りをテクストとしてそのまま残すことで痛みという体験を理解したり，痛みに対する治療的アプローチを，薬物の効果という次元を超えて多面的に検討することが可能となる。

実験研究 vs. 参与観察研究

量的研究は通常，実験的研究であり，統制群と対照群を設け，介入の有無で比較を行う。RCT（ランダム化比較試験）がその最たるものである。比較される二つの方法のどちらが良いかを見極めることが研究の目的であるから，参加者が研究によって不利益を被る可能性もあり，事前に十分なインフォームドコンセントが行われることが必須である。

[*22]　痛みを 0～10 の 11 段階に分け，痛みがまったくないのを 0，考えられるなかで最悪の痛みを 10 として，痛みの点数を問うもの。

[*23]　100 mm の線の左端を「痛みなし」，右端を「最悪の痛み」とした場合，患者の痛みの程度を表すところに印を付けてもらうもの。

これに対して質的研究では，参与観察によって，目の前の患者に対して最善の結果が期待できる方法をとりつつ，実際に現場で起こることについての情報を集めるので，患者に害を与える可能性は少ない。

仮説検証 vs. 仮説生成

量的研究においては，すでに何らかの仮説が存在していて，それを検証するために研究をデザインし，データを集め，統計学的に検討する。これに対して，質的研究では多くの場合，事前に仮説は存在せず，データが集積するなかで仮説が生成されていく。そのために，データの解釈と分析が必要である。

この点は明確に意識しておくべきである。事例研究によって，その方法の効果や有効性を主張することはできない。たとえば，第 1 章の大林さんのケースから，「オピオイドの処方をするときは，オピオイドであることを伏せたほうが良い」という仮説を引き出すことも可能であるが，これはあまり臨床に役立つ仮説とは思えない。オピオイドであることを伏せることで，関係がかえって悪化してしまう場合があることは，容易に想像されるからである。このような仮説は，治療のプロセスで起こったさまざまなことを，「オピオイドであることを伏せる」という単一の行為の結果として解釈してしまっているところに問題がある。これでは「〇〇ががんに効く」といった類の宣伝文句と変わらなくなる。これに対して，「オピオイドであることを告げるかどうかは，患者を総合的に判断して行うべきである」という仮説はどうだろう。これは間違ってはいないが，バッターに向かって「ボールを芯でとらえればよい」というのと同じで，実際の臨床で助けになる部分は少ない。臨床的有用性の高い仮説というのは，両者の中間くらいのところに求められるのではないかと思う。

事例研究によって得られる仮説は，客観的な真実というよりは，継続的な改良を前提とする「構造仮説」(斎藤，2003a) である。仮説の生成，検証，改良あるいは新しい仮説の生成，という一連のプロセスは，一つの研究のなかでも生じうるし，複数の事例の間で連続的に精緻化していくこともできる[24]。この意味で，事例研究は，仮説の生成だけではなく検証も行うことが

できるが，これは量的研究による検証とはその性質が異なる。

　事例研究の目的は，自らのアプローチの正しさを主張することではなく，臨床実践のなかで何が生じたのかを振り返り，さまざまな角度から検討し，自分の臨床実践を深めたり高めたりする手がかりを得ること，そして他の事例でも活かせるような仮説を生み出すことである。

論理実証パラダイム vs. 解釈学的パラダイム

　量的研究の基本となる認識論が実証主義であるのに対し，質的研究の拠りどころとなっているのは解釈学的パラダイムである。これは主観的現実，意味の解釈，価値観，個別性などを重視するもので，臨床現場において刻々と体験される「生きられた現象体験」を重視すると同時に，そこに付与される解釈と意味に焦点を当てる。「質的研究それ自体は，実証主義とは異なったパラダイムに属する「一つの科学」であるということができる」（斎藤，2013）。

　語りに基づく事例研究は，上記の質的研究の一般的特徴に加えて，個別性の尊重，プロセスの検討，関係性への注目，といった特徴がある（岸本・斎藤，2006）が，これらについては，本書で示している事例からも感じとっていただけるのではないかと思う。

◆ 事例研究の利点と限界

　語りに基づく事例研究（NBCS）のメリットを，斎藤（2013）に拠りながらまとめておこう。

　（1）　事例研究を行うにあたっては，現場での実践に実験的な要素や，治療の流れを妨害するような統制的な要素を持ち込む必要がない。そのため，「研究のために目の前の患者に迷惑をかけること」が最小限に抑えられる。このことは，臨床事例研究が自然観察的（naturalistic-observational）な性質を持っていることに由来する。

　（2）　臨床実践は医療者と患者との相互交流を基本とするが，事例研究

＊24　斎藤はこれを「構造仮説継承型事例研究法」と呼んでいる（斎藤，2003b）。

は「臨床における相互交流的で曖昧な側面」を把握し，描写し，分析
し，そこから新しい知識を産生することに適している。

(3)　事例研究を行うことは，臨床家の自分自身の訓練や実践の改善に
寄与する。すなわち，「研究」そのものが「継続的な自己訓練」と方法
論的に結びついている。

(4)　事例，あるいは事例研究成果を参加者が共有し，討論する事例研
究会を持つことで，治療者と同僚，あるいは外部者との協働の機会を
作り出すことができる。そのような実践は，治療者個人の臨床能力の
改善のみならず，組織共同体の質的改善をもたらす可能性がある。

(5)　事例研究から得られた知識資産を共有し，浸透させることは，新
しい実践の展開へと結びつき，より精緻な，害の少ない実践への改善
に，貢献する可能性がある。

(6)　すなわち，事例研究とは，単に何らかの研究業績を生み出すため
の限定された活動ではなく，患者/クライエントのために役立ち（個別
の改善），治療者自身の能力を向上させ（実践者の訓練），さらには治
療者を含むより広範な共同体に質的改善をもたらす（組織・社会の改
革），複合的なムーブメントであると考えられる。(斎藤，2013)

　当然のことながら，良いことづくめではなく，事例研究にもさまざまな問
題点がある。NBCS では生の語りを交えて記述すると述べたが，語られたこ
とを羅列すればよいということではない。そこから一般化可能な仮説を引き
出すためには，選択して記述する判断力が必要である。しかし，これは同時
に，患者の主観や治療者自身の主観に溺れる危険と隣り合わせで，両者の兼
ね合いが難しい。

　事例検討や事例研究においては，粗探しをし始めるといくらでも出てくる。
自分自身が事例を出してみるとよくわかることであるが，主体的な体験を客
観化して述べることは，事例を提示する者（事例研究であれば事例の書き手）
の心にも，その聞き手（事例研究であればその読み手）の心にも痛みを与え
る（河合，1976）。この痛みを感じることなく事例研究が行われると，破壊的
な結果をもたらすことになりかねない。

患者の生（なま）の語りを記述する NBCS では，プライバシーへの配慮がいっそう重要となってくる。日本心理臨床学会では，事例発表にあたって，原則としてクライエントの了解を得ることを求めているし，事例研究が掲載されている大学の紀要は，送り先を専門家のみに限定し，ナンバーを振って誰に何番の紀要が送られたかもわかるようにするという徹底ぶりである。このように，事例研究にあたっては，クライエントの了解を得たうえで，（研究会・学会でも論文にするうえでも）専門家を対象とする，守られた場で発表をするということが前提とされている。しかし，了解を取ることが患者との関係性を変えてしまうという難しい問題も一方ではあり，一筋縄ではいかない。いずれにせよ，プライバシーへの配慮は相当慎重に行う必要がある。

研究という面では，過度の一般化や評価の難しさなどの問題もある。特に評価に関しては，芸術作品や小説の評価などに近く，一定の基準を設けることが難しい。質的研究においては，そもそも一回限りの現象を扱っているので，厳密な意味での再現はありえず，むしろ研究における分析プロセスが信頼できるかどうかに焦点が移る。さらに，斎藤（2003a）は，「広い意味での質的な研究法の評価は，通常の意味でいうところの客観的評価に固執するのではなく，評価されるものと評価するものとの間主観性の質をいかに高めるか，という観点からも議論されるべきだ」としている。

◆ 人間科学的研究法としての事例研究

以上のような点から，事例研究は，医学における人間科学的研究法としてふさわしいものであると感じられる。生物学的医学が，人間の「生物としてのヒト」の側面をその対象とし，主として人間を組織，細胞，遺伝子といった「要素」に分割して理解するという立場をとるのに対して，人間科学は，人間を要素に分割できない「全体」として理解する。そのために，人間科学的研究法においては，「客観的な事象」だけではなく，「主観的/相互交流的な事象」も扱わねばならない。

人間科学的研究法を医学に取り入れるということは，「主観的/相互交流的な事象」も扱えるような方法論を取り入れるということにほかならない。ところが，従来の統計的・定量的な方法論でこれらの事象を扱うことには限界

があり，これらの側面については正面から取り組まれることが少なかったといえる。事例研究においては，記述されたテクストを検討するという形で，まさに主観的/相互交流的事象が検討されるのであり，人間科学的研究法としての要件を備えているといえる。事例研究という方法論を取り入れることで，医学は生物科学的な側面だけではなく，人間科学的な側面を深めることが可能となると思われる。

◆ NBM と事例研究

　NBM（narrative based medicine）は，EBM を推進していた英国の臨床医のなかから出てきた動きであり（Greenhalgh & Hurwitz, 1998），EBM と相対立するものではなくむしろ，それを補完するもの，あるいは包摂するものと位置づけられる（斎藤，2005）。EBM の実践において，問題の定式化と最良のエビデンスの患者への還元の部分は，エビデンスだけでは必ずしも対処しきれないことを EBM の実践者たちは感じていた。医学的な観点からは糖尿病が問題だとされても患者自身はそれを問題視していないとか，最良と思われる治療を勧めてもまったく受け入れられないなど，個人の価値観や生活背景は多様だからである。個別性に適切に対応するためにナラティブ（物語，語り）という観点が導入された。

　NBM は，「病い」を人生という大きな物語のなかで展開する一つの物語とみなし，患者を物語の語り手として尊重すると同時に，医学的診断概念や治療法もあくまで医療者側の一つの物語として相対化する。そして，両者をすり合わせるなかから新たな物語が生まれてくることを治療とみなす（斎藤・岸本，2003）。グリーンハル（Greenhalgh, T.）はナラティブ・アプローチの特徴として，物語としての病い，主体としての患者，解釈的パラダイム，種々の状況や背景も物語の一部としてとらえること，意味への注目，個別性への注目，を挙げている。

　病いを物語とみなすということは，たとえば「がん性疼痛」と診断がついたとしても，各人の「疼痛物語」は異なり，一人ひとりにとっての物語を聞いていくという姿勢を基本に据えることであり，これは事例研究における個別性の尊重とつながる。また，物語は事実がプロットによってつながったも

のであり，これはプロセスへの注目をうながす。物語には語り手と聞き手を
つなぐ働きがあり，語られる内容はしばしば聞き手との関係において変化し
てくることから，語り手と聞き手の関係性が重要になってくる。このように，
NBM と事例研究とには共通する特徴が数多く見られ，NBM の観点から見て
も，事例研究は有力な研究と実践の方法論となることが期待される。

　人間を要素に分割できない「全体」として理解しようとする人間科学にお
いては，主観的・相互交流的事象を扱うことが不可欠であるが，「語りに基づ
く事例研究」はそれにふさわしい特徴を備えている。さらに，NBM とも共
通する点が多く，事例研究という方法論を採用することは，医学に人間科学
的な視点を回復させる可能性を秘めているともいえる。一例一例の詳細な検
討は地味な試みかもしれないが，医療の実践をより豊かで深いものにするた
めに必要なことだと思われる。

第5章 「気持ちのつらさ」の落とし穴

■ 最期はどんなふうになりますか？

　胆管細胞がんの松尾さん（70 歳男性，仮名）に私が初めてお会いしたのは，発病から 3 年あまりが過ぎた頃であった。X-4 年 10 月に，みぞおちの辺りの痛みが気になり始め，徐々に痛みが強くなっているということで，近所の開業医を受診された。そのまま当院の消化器内科に紹介となり，精査の結果，胆管細胞がんと診断され，同年 12 月に手術を受けられた。腫瘍がある程度の大きさになっていたため，手術後は内服の抗がん剤治療が行われたが，副作用が強く半年ほどで中止となっている。その時点では再発を認めず，その後約 1 年半は落ち着いておられた。

　X-1 年 1 月に行った PET-CT 検査で，腹膜への転移が疑われ，腹腔鏡で腹膜播種が確認された。X 年 2 月に緩和チームに紹介されるまで，約 20 コース弱の化学療法が行われてきた。病状の進行は緩徐だが，治療効果は徐々に乏しくなってきていて，食欲も低下しており，今後は化学療法の継続が難しくなりつつあるという状況であった。主治医からは，今後の関係づくりやステロイドの開始時期なども含め，緩和チームにサポートをお願いしたいとのことで，2 月 15 日，外来でお会いした。

　　「体調はいかがですか？」「だるさもあって，少し歩くとしんどくなります」「夜は眠れますか？」「もともと寝るのは遅いほうです」「短い時間

でもぐっと眠れますか?」「ええ,ぐっと眠れます」「食事のほうはどうでしょうか?」「無理して食べている感じです」「そうですか。ところで,もともとどんなお仕事をしておられました?」「機械の設計の仕事をしていました。海外出張とかもありました」「そうですか。ご家族は?」「妻と息子が二人いますが,どちらも独身です。孫の顔を見たいと思っていましたが,それは難しそうですね。がんというのは最期はどんなふうになりますか? やっぱり食べれなくなってという感じですか? 神経質で心配性なので,最期が来るのは仕方ないと思っていますが,それまでいろいろ迷惑をかけるのではないかとか,痛みが出るのではないかとか,考えてしまいます」「やはり食べれなくなってくると動けなくなって最期を,ということが多いですが,痛みは皆さん出るわけではないので,あまり心配しすぎないほうがいいと思います」「そうですか。何年も(生きる)というのは難しいですよね。いつぐらいになりますか?」「それはお薬(抗がん剤)がどのくらい効いてくれるかにもよりますね」「もともと動くのが好きなので,もう少し暖かくなってきたら外に出たいと思っています」「徐々にペースを上げていかれたらいいと思います。少し食欲が出るようなお薬も相談にのれますが」「薬はたくさん飲んでいるので,しばらくはいいです」「わかりました」

　セミオープンな問い(第2章参照)から切り出したが,最初は自分から話をされるというよりは,こちらの問いに答える形で,睡眠や食事,ご家族について,ポツリポツリと話されるだけであった。これらのやり取りを丁寧に行っている間に,聞きたいことを聞いてもいいという気持ちになられたのだろう。「がんというのは最期はどんなふうになりますか?」など,自分から聞きたいことを聞かれるようになった。表情も話しているうちに和らいできた。後半はつながることができたという感触が持てた。

■ もともと神経質なほうで
　その2週間後の外来では,自分からいろいろと話された。

「体調はいかがですか？」「まだあまり動けてはないです。もう少し暖かくなったら動けるようにならないかなと思うのですが。夜はあまり眠れないですね。もともと寝つきが悪いほうで，昼間はウトウトすることもあるのですが，夜はいざ寝ようとすると目が冴えてくるというか。神経質なので妻にはしっかりしろと言われます。悪いことばかりしか考えないので，聞くほうも嫌になるんだと思います。痛みはピリッと走るくらいですが，これから強くなっていきますか？」「皆が皆，痛みが強くなるというわけではないです」「そうですか。尿が出る前に下腹部が痛むこともあります」「そちらの痛みは病気とは関係ないと思います」「ああ。それでも，この３日くらいは便が出て少し体は楽になりました。ゼリーのような栄養食品を勧めてもらって，それを飲み始めたら便が出るようになりました。もともと神経質なほうで。脊椎の手術をするときに，夜になると息ができなくなる感じがして，踏ん張って大きな声を出したくなる感じでした。看護師さんには夜だけしか出ないということは神経だと言われました。手術後１週間経って，歩くように言われたのですが，痛くて歩けなくて，調べたら骨が溶けているとかで，それからまた１カ月ほど骨を固める治療を受けて，その後はリハビリ病院で半年ほどリハビリをしました。29歳くらいだったと思います。高度経済成長の時期でしたから大変でした。それからずっと痛みには弱くて。妻は強いですね。痛いと言わない。我慢する。私も我慢しろ，しっかりしろと言われますが」「睡眠やだるさのほうは，お薬の力を借りて調整することもできますが」「今はまだいいです」「そうですか，わかりました」

初回に自分のことを「神経質で心配性」と言っておられたが，今回も「もともと神経質なほう」と言われたので，細かなことが気になって心配をするという傾向は，がんを発病した影響というよりは，松尾さんのもともとの性質が現れているようであった。「悪いことばかりしか考えない」との言葉からは，「死にたい」という気持ちも持っておられるのではないかと感じた。

これらに加えて，初回の診察で気に留めていたことだが，もともと几帳面な性格で責任感が強く，頼まれたら嫌と言えないタイプであること，「いろい

ろ迷惑をかけるのではないか」など，自分よりも周囲のことを気にかけている一方で，体のちょっとした変化が気になって心配になる傾向があることなどから，笠原・木村のⅠ型を背景とするうつ状態（後述）が想定され，抗うつ薬が助けになるのではないかと考えていた。

今回，痛みに弱くなったきっかけとなったエピソードを聞きながら，今後病状が悪化してきたときには，ネガティブな思考の堂々巡りがさらに加速して，心身両面に不調をきたす可能性があるのではないか，と漠然とではあるが感じた。

■ 最期は迷惑をかけたくないです

さらに2週間後の外来でも「迷惑をかけたくない」という話が出てきた。

「時々お腹が痛みますが，便が出る前兆のようで，便が出れば治まります。薬を飲むほどではありません。食事を食べるのが仕事だと思っていますが，たくさんは食べられなくて，10時か11時に朝と昼を兼ねてバナナとかヨーグルト，コーヒー，パンという感じで，夕方には好きなものを食べるようにしています。一人でいるといろいろと考えてしまいます。体を動かすのが好きでしたが，今はしんどいので。やっぱり，体がだるいですね。相撲は好きで，今始まったので，夕方は相撲を見て気晴らしをしている感じです。今度入院をしたら退院は難しいですか？」「そうとも限らないですよ。痛みが強くなって入院されても，痛みが治まれば退院できることもありますし」「そうでしたか。最期はどうなるだろうという不安な気持ちもあります。盲腸で入院したときも，背骨の手術で入院したときも，迷惑をかけました」「こんな最期を迎えたいというイメージとかはありますか？」「あります」「どんな感じですか？」「日本では禁止されていますが，安楽死ですね。最期は迷惑をかけたくないです」「皆がのたうちまわって最期を迎えるというわけではありませんし，しんどくないようにお手伝いはさせていただきます」「ぜひよろしくお願いします。覚悟はできているつもりですが，どうなるかわからないので」

第5章 「気持ちのつらさ」の落とし穴　　95

　後半はゆっくりとしたペースで，言葉を探しながら，時に感情があふれて
くるのを抑えながら話しておられた。手術で入院された経験が二度あり，い
ずれも周りに迷惑をかけたという経験があり，最期を迎えるにあたって迷惑
をかけたくないという思いを強く持たれていることが伝わってきた。一方で，
迷惑をかけた具体的な内容について尋ねても，神経質であれこれ考えてし
まって，というような返事が返ってくるだけで，あまり具体的なことは話さ
れなかった。

　その2週後の外来では，相変わらずいろいろと考えてしまう性質であるが，
「この前はいろいろと話を聞いてもらったので，体調のほうはまずまず」との
ことで，比較的落ち着いてこられたように見受けられた。ただ，この日は化
学療法を受けている途中に（抗がん剤のシスプラチンに対する）アレルギー
が出て，抗がん剤の投与は途中で中止となった。

■ 薬を提案する

　その二日後の3月31日，胸が重くてドキドキしてしんどいとのことで入
院されたと主治医から連絡を受け，訪室。「胸が重かったのですが，今は落ち
着きました。心配だったので入院させてもらいました」と，少し安心された
様子であった。ステロイドを開始して経過を見ることとなった。便のことが
気になるようで，しばらくは便のことばかり話されていた。下剤など調整し
て排便リズムもできてきて，4月6日に退院された。入院期間は1週間で
あった。

　しばらくは調子が良かったようで，4月12日の外来でも「割合調子は良
いようです」と言っておられたが，4月17日にふらついて転んでしまい，食
事もとれていないということで再度入院となった。結局，10日あまりで再入
院となった。入院翌日には，「今朝は少し食べられました（少しと言っておら
れるが，8割くらいは食べれたよう）。便も昨日は割と出たと思います。こう
やって退院してもすぐに入院になって。大丈夫でしょうか？」と，心配が先
に立つよう「考えておられるほど急激に病状が進んでいるわけではないと
思いますよ」と伝えるが，「そうですか。どうしたらいいかなと思って」と不
安は拭えないようであった。翌日は，「少し調子が良くなってきたと思いま

す。こういう状況だと退院になりますかね？　それも不安で。夜も眠れて調子は少し良い感じです」と，体調は良くなってきた反面，退院への不安が募っているようであった。

　先にも述べたが，これまでのやり取りから，抗うつ薬が助けになるのではないかと感じていた。松尾さんには「気持ちも落ち込んでおられるようで，体調にも影響していると思われるので，そういう焦りを和らげるお薬を使ってみてはどうでしょうか。飲んですぐに効く薬ではないですが，1週間を過ぎたあたりから，少しずつ楽になって来られる方が多いです」と話し，了承された。抗うつ薬のパロキセチンのCR錠（放出制御製剤）12.5mgを開始とした。

■ 気持ちが外に向くように

　その後3，4日は，「体調は良いが，また入院にならないか心配」と話されていたが，4月22日には「昨日便が出なかったので歩いておこうと思って。出なかったら座薬でも入れてもらいます」と，自ら廊下を歩いている姿を見かけるようになり，4月23日に訪室したときも新聞を読んでおられ，体調やこれから先のことを思い悩んで何もできないという感じが薄れてきた。「心配もありますが家に帰ります」と言われて，4月25日に退院された。

　5月10日に外来に来られたが，体調は良さそうであった。「体調は良いです。食事も少し食べられるようになってきました。自転車にも乗ってみましたが，少しふらついたけど乗れました。散歩もしてみようという気持ちになっています」と，気持ちが外に向き始めているようであった。

　5月24日の外来では，「食事は，前はもういいという感じでしたが，今は好きな物とか結構食べられるようになっていますし，食欲は出てきたと思います。スクワットとかもしています。退院したときに階段を上るのがしんどくて，体力が落ちたなと感じましたし，お風呂に入っても骨と皮だけになったなと感じました。今は調子が良いので（抗がん剤はお休みして）もう少し様子をみたいという気持ちです」。こうして，薄皮が剥がれるように体調は徐々に回復し，気持ちの面でも堂々巡りから少し抜け出して，楽に生活できるようになってきた。痛みが強くなって再入院されるまでの2カ月間は調子

良く過ごされた。

　松尾さんには，抗うつ薬が助けになると考えた。次節で詳しく述べるが，筆者は抗うつ薬が助けになるかどうかを慎重に見極めたうえで，患者とも相談して用いるようにしている。松尾さんの経過を振り返ると，話を聞かせてもらうと症状が楽になるものの，退院するとすぐに不安が高じて再入院となるということが二度繰り返されたが，抗うつ薬開始後は気持ちが外に向き，同じところをぐるぐる回っていた思考がスムーズに流れるようになったと感じられた。それと比例するかのように体調も良くなり，2カ月あまりの間，外来で落ち着いて過ごすことができた。

基礎医学のエビデンス——うつと不安は区別する

◆ 気持ちのつらさという概念

　がん医療に携わるすべての医師が受講することを求められている「緩和ケア研修会」に，「気持ちのつらさ」というモジュールがあり，「気持ちのつらさ（Distress）とは幅広い概念であり，感情面における不快な体験全般を含む。主たるものとして抑うつ・不安がある」と定義されている。さらに，気持ちのつらさには，誰にも生じうる通常のつらさ（病状告知の後の悲しみや，化学療法前の心配，死に対するおそれなど）から，専門的な介入が必要な重症のつらさ（うつ病や不安障害に該当するような状態）まで幅広くあると教えられる。そして，治療としては，つらさのもととなるような身体症状があればそれを和らげるなど，原因への対応を行う一方で，薬物療法としてはステップ1で抗不安薬，ステップ2で副作用の少ない抗うつ薬，ステップ3で専門家への紹介との方法が示されている。

　つまり，不安とうつは，「気持ちのつらさ」という幅広い概念のもとに包摂され，薬物療法については，ステップ1で抗不安薬，ステップ2で抗うつ薬というように段階的な使用が勧められている。しかし，うつと不安を同一のカテゴリーのもとにおいてしまうのはかなり乱暴なやり方ではないだろうか。精神医学においてはうつと不安は異なる概念として区別され，記述され

ているし，神経科学的にも不安とうつに対してはそれぞれ異なる神経メカニズムが想定されている。投薬についても，最初に抗不安薬，効かなければ抗うつ薬という安易な方法を勧めるのではなく，患者の示す状態に応じて，どちらが助けになるかと思いを巡らせながら薬を選んでいく，というのが本来あるべき姿ではないだろうか。

◆ 悪性リンパ腫の分類

　治療における疾患概念（疾患の分類法）の重要性は，精神医学の領域にとどまらず，医療全般に及ぶ。少し脇道にそれるが，ここで悪性リンパ腫の分類を取り上げて述べておきたい。不安やうつに対する治療，特に薬物療法的なアプローチを考えるうえで，示唆に富むと思われるからである。

　筆者は1993年から4年間，血液内科医として，白血病や悪性リンパ腫といった血液系悪性疾患の治療に携わっていた。当時，悪性リンパ腫の分類は，混迷を極めていた。1956年のRappaportの分類に始まり，1970年代に入るとKiel分類，Lukes-Collins分類などが相次いで提唱され，分類だけで10種類を超えるという状況であった。

　そんな頃，ある研究会で，留学先のキール（Kiel[*25]）から帰国され，静岡市立静岡病院に赴任されたばかりの神尾昌則先生の発表に，衝撃を受けた。Kiel分類の基本的な考え方からその臨床的意義に至るまで極めて明快に解説され，一挙に霧が晴れる思いであった。早速，神尾先生にお願いして月に一度勉強会を開いていただき，悪性リンパ腫や白血病のみならず，デヴィタらの*Cancer*（第4版）（DeVita et al., 1993）を教科書に，抗がん剤治療や放射線治療など，がん医療の基本を学んだ。神尾先生には，疾患分類というのは，単に診断のための参照枠として使うだけではダメで，その分類がどういう視点で作られているか，治療に活かせるかどうかを考えておくことが大切であることを教えていただいた。

　Rappaportの分類では増殖パターンの違いが強調されていたが，細胞の一つひとつを見るという姿勢は薄い。これに対しKiel分類では，腫瘍細胞の形

───────────

[*25]　バルト海に面したドイツ北部の都市。

第 5 章 「気持ちのつらさ」の落とし穴　99

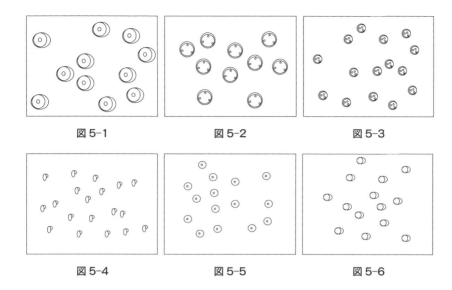

態や核の形状，核小体の数や配置などを丁寧に見極め，さらにその由来と考えられる正常細胞（normal counterpart）を想定して，分類が構築されている（Lennert & Feller, 1990）。

　たとえば，図 5-1〜5-6 は，いずれも悪性リンパ腫の組織を図式化して示したものである。悪性リンパ腫はリンパ球ががん化してリンパ節が腫れる病気である（例外もあるがここでは触れない）。ただ，同じ悪性リンパ腫という診断がついても，ある患者では図 5-1 のような組織像を，また別の患者では図 5-2 のような組織像を，というように，その組織像はさまざまである[26]。がん化した細胞の一つひとつの性状を見ていくと，ここに示したようなさまざまなタイプの悪性リンパ腫が認められるのである。

　ところで，がん細胞といっても何もないところから生じるわけではなく，もともとは正常だった細胞ががん化するので，がん化した細胞にも，もとも

---

[26] ここでは便宜的に図 5-1〜5-6 の 6 種類を示している。各図のなかでは 1 種類の細胞だけ示しているが，実際には，組織のなかにはがん細胞だけでなく，正常なさまざまな細胞も入り乱れて認められるため，これほど単純ではない。わかりやすさを優先して図式的に示した。

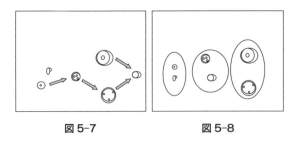

図 5-7　　　　　　図 5-8

との細胞の顔つきが残っている。そこで，その由来となった細胞の発達段階を類推しながら（図 5-7）リンパ腫の分類を試みたのが Kiel 分類であった。悪性リンパ腫の病理組織を，リンパ球の発達分化のある瞬間のスナップショットととらえ，さまざまなタイプの悪性リンパ腫を並べ替えることによって，正常のリンパ球の発達図式が得られるというわけである。

　悪性リンパ腫の分類が一筋縄ではいかないのは，リンパ球はある程度成熟したのち，リンパ節のリンパ濾胞の中で幼若化を経て再び成熟する，という複雑な成熟過程をたどるからである。つまり，右肩上がりに成熟するのではなく，一度成熟を遂げた細胞が再び赤ちゃん返りをして，再び大人になっていくという過程をたどるのである。この複雑な発達・分化の過程が，悪性リンパ腫の分類を困難なものにしていた。

◆ 本質を見る目

　かくして議論は沸騰し，数多くの分類が提唱されることになった。このような事態を打開すべく提唱された WF 分類は，既存のさまざまな分類から用語や概念を取り入れ，予後に基づいて三つの下位分類に配置して作られたものである。つまり WF 分類は，統計的なデータに基づいて，いわば理屈抜きで分類を行っている。

　同様の観点から日本で提唱された LSG 分類は，増殖パターンと細胞の大きさに基づいて，大細胞型，中細胞型，小細胞型，というような分類を行う（図 5-8[27]）ので，診断は比較的容易で診断の一致率は上がるかもしれない

---

[27]　ここでもわかりやすさを優先し，分類の名称として細胞の大きさだけを示している。実際には「びまん性，中細胞型」というように，増殖パターンと細胞の大きさを

が，個々の細胞を見ていないので，その由来となる正常リンパ球の発達段階に応じた治療戦略を立てる，というような発想が生まれにくい。その結果，たとえば中細胞型といっても，（Kielの観点からすると）悪性度の異なる複数の疾患単位が混在することとなり，疾患の本質に即した治療戦略を立てるという観点が失われた。後に表面マーカーの解析や，染色体・遺伝子の変化を検出できる技術が発達し，基本的な部分ではコンセンサスが得られる状況となりつつあるが，新たに提唱された分類は概ねKiel分類を踏襲しており，形態学を基本としつつそこに疾患の本質を見ようとするKielのグループの洞察の深さが裏づけられることとなった。

　Kiel分類が優れていたのは，それが合理的な治療戦略の構築に直結していたことである。想定されるnormal counterpartの分化度が幼若なほど悪性度が高いとの仮定に基づいて，理にかなった治療戦略が立てられ（高悪性度群ではdose intensityの強い治療，低悪性度群では深追いしない），検証された。実際，高悪性度群では生存率が急速に低下するが，プラトーの部分があり（生存曲線がプラトーになるということは，治癒したとみなせる患者が一定の割合いることを意味する），できるだけ強い治療をするほうが治る患者の割合が増えるという結果であった。これに対して低悪性度群では，生存曲線の低下は緩やかだが決してプラトーにはならず，5年経っても下がり続けるため，治療の副作用も考えて深追いをせず，症状に応じて治療を行うほうが高い生存率を期待できるのである（Lennert & Feller, 1990）[28]。

　このように，Kiel分類は単に分類のための分類ではなく，治療につながる分類であった。Kiel分類を用いるようになってから，治療方針を合理的に立てられるようになったと実感した。Kiel分類に助けられたと思う患者もたくさんいた。

　たとえば，ある20代の男性患者は，頸部リンパ節が腫れていて，リンパ

───────────

　　組み合わせて分類される。
[28]　これは，当時使うことができた抗がん剤が，細胞周期に入っている細胞にしか効かないため，細胞周期に入っている割合の少ない低悪性度群では，強い治療を行うと抗がん剤のメリットよりもデメリットのほうが多く出てしまう，という事情があったためである。近年，さまざまなタイプの治療薬が使えるようになったため，治療戦略もまた変わってきている。

節生検で悪性リンパ腫 (LSG でびまん性中細胞型 diffuse, medium type) との診断で，耳鼻科から紹介されてきた。筆者自身が組織を見ると，Kiel 分類では lymphoblastic lymphoma に相当するタイプではないかと思った。このタイプのリンパ腫は，病像は悪性リンパ腫であるが，Kiel 分類ではがん化している細胞の本質は急性リンパ性白血病の細胞と同じとされていた。そこで，悪性リンパ腫の治療ではなく，急性リンパ性白血病の治療を行って寛解を得た。念のためにと，当時少しずつ行われ始めていた，末梢血幹細胞移植のための幹細胞採取も行っておいた。強化維持療法の途中で急性リンパ性白血病の病像を呈して再発したが，化学療法で再度寛解に導入し，採取してあった幹細胞を用いて速やかに末梢血幹細胞移植を行い，治癒に至らしめることができた。Kiel 分類の威力を実感したケースであった。

◆ WF 分類と DSM 分類

　これらの動向を目にしながら，私には精神医学の領域でも同じようなことが起きていると感じていた。1975 年に提唱された笠原・木村の分類では，「病前性格-発病状況-病像-治療への反応-経過」を一つのセットとして「うつ状態」の分類を試みてその本質に迫ろうとするなかで，薬物療法が助けになる I 型，II 型と，精神療法が中心となる III 型，IV 型とが概念的に区別されていた (笠原・木村，1975)。これに反し，さまざまな分類の共通言語を目指し，症状に焦点を当て原因を問わないことを基本方針とする操作的診断基準を採用した，1987 年の DSM (Diagnostic and statistical manual of mental disorders)-IIIR 以後の DSM や，1992 年の ICD-10 においては，これらの区別が消えてしまった。乱暴な単純化かもしれないが，その分類の基本方針を考慮すると，笠原・木村の分類はがん化した個々の細胞を丁寧に見て分類を試みる Kiel 分類に，DSM の分類は細胞の増殖パターンや大きさといった症状レベルの特徴しか見ない WF 分類や LSG 分類に似ていると思った。

　こうした分類の基本方針を考慮に入れたうえで，本章のテーマである「気持ちのつらさ」について考えてみよう。ここではうつを取り上げるが，うつに関しては前著 (岸本，2004) でも論じたので，そちらも参照していただきたい。ここではまず，分類の概要を見ておこう。

◆ DSM におけるうつ

　まず，DSM-5 の大うつ病性障害の診断基準を見てみよう。なお，子ども
に関する注は除いた。

　以下の A～C をすべて満たす必要がある。

A：以下の症状のうち 5 つ（またはそれ以上）が同じ 2 週間の間に存在し，病前の機
　　能からの変化を起こしている。これらの症状のうち少なくとも 1 つは，(1) 抑う
　　つ気分，または (2) 興味または喜びの喪失である。

　　注：明らかに他の医学的疾患に起因する症状は含まない。

(1) その人自身の言葉（例：悲しみ，空虚感，または絶望を感じる）か，他者の観
　　察（例：涙を流しているように見える）によって示される，ほとんど 1 日中，
　　ほとんど毎日の抑うつ気分。

(2) ほとんど 1 日中，ほとんど毎日の，すべて，またはほとんどすべての活動に
　　おける興味または喜びの著しい減退（その人の説明，または他者の観察によっ
　　て示される）。

(3) 食事療法をしていないのに，有意の体重減少，または体重増加（例：1 カ月で
　　体重の 5% 以上の変化），またはほとんど毎日の食欲の減退または増加。

(4) ほとんど毎日の不眠または睡眠。

(5) ほとんど毎日の精神運動焦燥または制止（他者によって観察可能で，ただ単に
　　落ち着きがないとか，のろくなったという主観的感覚ではないもの）。

(6) ほとんど毎日の疲労感，または気力の減退。

(7) ほとんど毎日の無価値感，または過剰であるか不適切な罪責感（妄想的である
　　こともある。単に自分をとがめること，または病気になったことに対する罪悪
　　感ではない）。

(8) 思考力や集中力の減退，または決断困難がほとんど毎日認められる（その人自
　　身の説明による，または他者によって観察される）。

(9) 死についての反復思考（死の恐怖だけではない），特別な計画はないが反復的
　　な自殺念慮，または自殺企図，または自殺するためのはっきりとした計画。

B：その症状は，臨床的に意味のある苦痛，または社会的，職業的，または他の重要
　　な領域における機能の障害を引き起こしている。

C：そのエピソードは物質の生理学的作用，または他の医学的疾患によるものではな
　　い。

(American Psychiatric Association, 2013)

このように，DSM では症状がそろうことで診断がなされる。なお，これ
らのうち，体重減少や睡眠障害などはがんそのもの，あるいは治療に伴って
生じてくることも多いので，これらの項目は適切ではないとしてこれに代わ
る診断基準も提唱されているが，基本姿勢は変わらない。DSM においては，
原因を問うのではなく，一定の症状が一定期間認められることによって，い
わば症状の束によって診断を行うという操作的診断基準を基本としている
が，これは予後，細胞の大きさや増殖パターンに拠って分類を行う WF 分類
や LSG 分類と，その基本精神が同じではないだろうか。

◆ 笠原・木村の分類におけるうつ

　これに対して，笠原・木村の分類では，「病前性格-発病状況-病像-治療へ
の反応-経過」を一つのセットとして，「うつ状態」の分類を試みている。Ⅰ
型からⅥ型まで，六つの病型に分類されているので，簡単に順を追ってみて
みよう。

Ⅰ型：メランコリー親和型性格（Tellenbach）あるいは執着性格（下田）
　　　を病前性格に持ち，状況の変化（転勤，昇進，家族成員の移動，
　　　身体的疾患への罹患，転居など）に適応しきれず鬱状態を呈する
　　　もの。抑鬱，焦燥，自責，自殺念慮，内的抑止，といった精神症
　　　状（日内変動を伴う）と，早朝覚醒型の睡眠障害，食欲低下，体
　　　重減少，頭重，口渇，便秘，心窩部圧迫感などの身体症状を伴う。
　　　薬物への反応は良好である。体型はどちらかというと細長型が多
　　　い。

Ⅱ型：循環性格（Kretchmer）を基礎とし，ふつう明白な発病状況なし
　　　に，躁・鬱両相を周期的に反復するもの。抗鬱剤への反応はⅠ型
　　　ほど良くない。体型は肥満型が多い。

Ⅲ型：未熟依存的自信欠如的な性格のうえに，持続的に葛藤状況（主と
　　　して対人的葛藤）が加わって生じる鬱状態。Ⅰ型のように一連の
　　　症状を完備せず，「依存的，誇張的」で，その他の神経症症状を併
　　　せ持つ。自責傾向は少なく，他責的傾向がある。抗鬱剤は無効で

ある。

Ⅳ型：分裂病質あるいは類似の性格者か，青春期の困難を背景にして示すところの躁鬱状態。躁鬱病の仮面をかぶった分裂病という意味で，偽循環性分裂病（pseudocyclothymic schizophrenia）と呼んでよい状態である。病像は鬱病像としては非典型的で，アクティングアウトを繰り返したり，自己アイデンティティが拡散して，無気力が目立つ。抗鬱剤の効果は仮にあったとしても一時的で，根本的な改善はもたらさない。

Ⅴ型：病前性格に関係なく，悲痛な体験への一過的な反応として生じる鬱状態。意識水準の低下の度合いに応じて細分類されているが，いずれも抗鬱剤は無効である。

Ⅵ型：その他の鬱状態。症候性鬱状態とか医薬原性鬱状態（たとえばインターフェロンによる鬱状態がこれに相当する）のように，明白な身体的基盤を持つもの，老年性変化が基盤に推定されるもの，その他分類不能のものなどが想定される。

このように，笠原・木村の分類では，個々の性格や発病状況，経過などを総合的に見立てたうえで，薬が助けになるタイプとそうでないタイプを見極めながら，治療戦略を組み立てていくという姿勢があるが，DSM にはそれがない。エビデンスがどれほど蓄積しても，その前提となる疾患概念をエビデンスが生み出してくれるわけではない。WF 分類を真に治療的な意味のある分類へと更新したのは，エビデンスの集積ではなく，Kiel 分類の根底にある思想，がんの本体をなす細胞の個々の姿やその由来を追求していこうとする，その哲学であった。同じように，治療的な観点からは，DSM に基づいて治療を行う限り，精神療法と薬物療法を効果的に組み合わせた治療方針を構築する道は見えてこない。このことはすでに，木村（1981），土居（1969，1977，1983，1996），中安（2002），加藤（2006）など，多くの精神科医が指摘していることでもある。

笠原・木村の分類は，うつ状態について，丁寧に個別の状況を見て，薬が助けになるかどうかを慎重に判断する必要があると主張している。ところが，

本節の冒頭で述べたように，がん医療に携わるすべての医師の受講が求められている「緩和ケア研修会」においては，うつと不安は「気持ちのつらさ」という概念のもとにひとくくりにまとめられ，薬も最初に抗不安薬を出して，それが効かなければ（副作用の少ない）抗うつ薬を出すという，安易な（少なくとも私にはそう見える）方法が推奨されている。精神科以外の医師には，抗不安薬や抗うつ薬は使いこなせないのだから，せめて害のない無難な使い方を教えておこう，との意図も見え隠れするが，緩和ケア研修会はがん医療に携わるすべての医師の受講を求めているのだから，抗うつ薬と抗不安薬のそれぞれについて，その適用をどう判断するかを考えていくことを教えていくことこそ必要ではないだろうか。

　松尾さんの場合，もともと「神経質で心配性」と自分でも言っておられ，機械の設計という几帳面さが求められる仕事をしてこられたこと，「いろいろ迷惑をかけるのではないか」など，自分よりも周囲のことを気にかけている一方で，体のちょっとした変化が気になって心配になる傾向があることなどから，笠原・木村のⅠ型を想定して抗うつ薬を勧めた。初回では「薬はたくさん飲んでいるので，しばらくはいいです」と言われたが，抗うつ薬が助けになると筆者は考えていたので，タイミングを見計らって薬を提案した。もちろん，Ⅰ型だから薬が奏功するという単純なものではなく，やはり話を丁寧に聞きながら薬の内服に同意してもらうことが大切であり，無理強いしても良い結果にはならないことはいうまでもない。

◆ パンクセップの感情神経科学

　笠原・木村の分類では，精神症状だけでなく身体症状も含めた病像，性格的な素因や発症のきっかけとなる出来事などを総合的に判断して分類を行う。それぞれのタイプで薬物療法への反応性が異なることから，その奥にタイプごとに異なる神経生物学的なメカニズムを見ていると推察される。悪性リンパ腫の分類に決着をもたらしたのが，細胞の表面マーカーや遺伝子・染色体の変異の検出といった分子生物学の進歩であった。精神医学においても，膨大な研究が積み重ねられてきたと思われるが，DSM に依拠している限り，有益な知見はもたらされないのではないかと思う。

ここでは，DSM のこのような限界を十分意識したうえで，精神医学に神経生物学的な堅固な基盤をもたらす道を模索してきた，ヤーク・パンクセップ（Jaak Panksepp）の業績に触れておく。

　パンクセップは感情神経科学（affective neuroscience）という新たな分野を創始した神経科学者で，動物の情動行動（emotional behaviors）の神経解剖学的構造，および神経科学的メカニズムを分析した（Panksepp, 1998; Panksepp & Biven, 2012）。さまざまな感情プロセスが，進化論的に脳の中でどのように組織化するかを理解して，それを精神疾患や薬物依存の治療にも活かそうとしてきた。その業績の一端は『生物学的精神医学の教科書』（Panksepp, 2004）にまとめられている。その後も精神医学に発信するような論文を精力的に発表し続けている（たとえば Panksepp, 2010; Panksepp et al., 2014）。パンクセップは神経精神分析学（neuropsychoanalsysis）の重要な理論的支柱でもあった（岸本，2015c）が，2017 年に亡くなったのは非常に残念である。

◆ 恐怖と悲しみは異なる

　パンクセップ（Panksepp, 2010）によると，さまざまな種類の動物を対象にした感情神経科学の研究によって，情動的な感じ（emotional feelings）は脳の原始的な皮質下の領域に組織化されていて，解剖学的，神経科学的，機能的に，これまで研究されたあらゆる哺乳類で共通していることが確認されている。情動的な感じは，生存に有利なときには「心地良さ」という肯定的な価値づけを，不利なときには「不快」という否定的な価値づけを与えることで，生き残りに役立つ内来的な価値である。

　パンクセップは，感情に三つの次元を識別している。ラフな形でゲノムに組み込まれた「基本情動システム」である一次レベル，学習によって洗練された二次レベル，高次の認知や思考を伴う三次レベルの三つである。うつや不安を理解するためには，哺乳類の脳の感情の基本構造を明らかにすることが不可欠であり，情動的な感情の一次レベルのプロセスを理解することで，精神疾患の理解を深められるような有用な臨床的なモデルを提供できると考えている（Panksepp, 2010）。

　パンクセップは，「基本情動指令システム」として，SEEKING，FEAR，

RAGE, PANIC (GRIEF[*29]), CARE, LUST, PLAY の七つを挙げた (Panksepp & Biven, 2012) が，不安とうつで重要になってくる FEAR と GRIEF について，そのほんのさわりだけ紹介しておこう[*30]。

　現代のニューロサイエンスは，「恐怖」(fear) による不安と「悲しみ」(grief) による不安とが，区別されることを明らかにしている (Panksepp & Biven, 2012)。「恐怖」とは，その個体が侵襲的な刺激を受けたときに感じる感情であるのに対し，パンクセップのいう「悲しみ（パニック）」とは，愛着のある対象から分離することによって生じる苦痛な感情を指す。「恐怖」に関わる神経回路である FEAR と「悲しみ」に関わる神経回路である GRIEF とは，一部重複があるとはいえ，解剖学的にも化学的にも明確に区別される。たとえば，ベンゾジアゼピン系の薬物は，少量でも FEAR の反応を抑制するのに対し，分離による苦痛である GRIEF の反応は抑えることができない。一方で，GRIEF の反応は少量のオピオイドで緩和されるが，FEAR の反応を抑えるためにはかなりの量が必要となる。イミプラミンも多くの種で GRIEF を和らげることが知られているが，FEAR に対する効果は薄い (Panksepp & Biven, 2012)。GRIEF 反応は慢性化すると予期不安を学習するようになり，FEAR の回路も関与するようになるため，臨床的には単純な話ではないのだが，基本的な考え方として FEAR と GRIEF は区別すべきであるというのが，ニューロサイエンスが示すところである。

　これらの知見をもとに考えると，DSM-5 における不安障害には，社会不安障害のように FEAR がその中核にあると考えられる不安と，分離不安障害のように GRIEF がその中核にあると考えられる不安とが同一のカテゴリーに置かれており，不適切だということになるかもしれない。パンクセップはうつの病態に重要な感情回路として，GRIEF（喪失，悲嘆），SEEKING（意欲），PLAY（社会的参画）の三つに注目しており (Panksepp et al., 2014)，

---

*29　パンクセップは「悲しみ」(grief) と「パニック」(panic) をほぼ同義に用いている。

*30　FEAR などの大文字による表記は，単に人の恐怖という主観的な感情を示すだけではなく，哺乳類の脳にリアルに存在する神経回路でもあることを示す，パンクセップ独特の表記法である。

FEAR が中心となる不安（たとえば，死の不安，社会的不安など）とは機序が異なり，当然ながら薬物療法の方針も変わってくることになる。

これらの知見に照らしても，うつと不安を「気持ちのつらさ」とひとくくりにしてしまうことは乱暴な概念化であるということになる。

◆ 個を尊重してその本質を問う

疾患の本質を問うという姿勢を持たずに単に症状の有無を判別して診断するだけでは，診断の一致率は上がるかもしれないが，その場合の診断は，疾患単位というよりは雑多な病態に名前を与えたものにすぎず，治療に結びつくような病態の解明への道が開かれない。その先には進歩も発展もないのではなかろうか。EBM が医療を席捲しているが，EBM の基本は統計学であり，個を尊重してその本質を問うという視線は薄い。EBM の立場からは基礎医学の研究結果はエビデンスとはみなされないが，統計学的検討を行うにしても，その前提となる疾患分類や診断を吟味するうえでは基礎医学の研究結果から多くの示唆を得られるため，あえて「基礎医学のエビデンス」というタイトルを掲げ，考察を行った。

筆者の関心は患者の語りや医師と患者の相互交流にあるが，昨今の風潮に流されず，地道に一例一例を丁寧に見るなかから，医療の実践を深めることを続けていきたい。その際，患者を対象とした統計学的な検討のみならず，基礎医学の研究からも学ぶところは多いと思う。

第6章 記憶の空白をつなぐ糸

■ 医者は信頼できない

　寺尾さん（80歳男性，仮名）は，緩和ケア病棟への入院の相談を目的に，外科から紹介されてきた。X-1年の1月に，近所の開業医で胃カメラ検査を受けて食道に腫瘍が見つかり，同年2月に当院に紹介されてきた。食道がんと診断され，当初は手術も検討されたが，頸部リンパ節に転移が見つかり，抗がん剤治療を先行して行うことになった。4月に入院され，抗がん剤治療を2コース受けた後で評価を行い，可能であれば手術も検討するという方針であった。ところが，1回目の化学療法で口内炎が強く出たため，それ以上の治療を希望されず，4月末には退院。5月の外来受診時にも気持ちは変わらず，抗がん剤は希望されないとのことで，近医に紹介となっていた。

　それから約1年弱の間に頸部リンパ節がかなり増大してきたとのことで，X年3月31日に再び当院の外科に紹介となったが，やはり抗がん剤治療は希望されないとのことで，同日緩和ケアチームにも紹介になった。これまでの病歴にざっと目を通して診察に臨んだが，寺尾さんの左の頸部リンパ節は外見上も目立つほどにかなり腫れていて首はやや右に傾いており，気道を多少圧迫しているのか声も少しかすれ気味だった。不安な様子は見られず，穏やかな表情で話された。

「緩和の岸本といいます。痛みとかいろいろな症状のご相談と，緩和病棟という病棟がありますので，そちらのご相談ということで紹介していただきました。最近の体調はいかがですか？」「退院してから別に変わりはないけど，最近声が出しにくくなってきた。あと，足先が痺れるというかそういう感じがあって，小さい石でもつまずく。前に圧迫骨折をしたことがあって，ブロック注射もしていたけど，ここ１年くらいは病院も行っていない。週に３回くらいいろいろな健康番組をテレビでもやっているけど，そこでも医者の嘘というか，信頼できないという話がたくさんある。群馬大学も，テレビを見ていたら，薬剤師や看護師ばかりのせいにして，執刀医は逃げている。出てもこない。大学病院ではいろいろな先生が手術されるでしょうから，誰に責任があるのかもわからなくなる。アメリカに行って薬をもらってころっと逝きたいけど，そういうお金もない。痛みだけは困る。痛みだけは何とかしてほしい」「それはいろいろと工夫をさせていただきます。喉のところが腫れてくると，食べるのもできなくなる可能性がありますが，点滴とかをして長く生きたいというお気持ちがありますか？」「点滴も刺すところがなくて，看護師さんが困ると思う。昭和天皇も最期は点滴で命だけ生きながらえたような状態だったけど，そこまでして生きたいとは思わない」「自然な形でということでよいですか？」「点滴は近所の医者でもやってもらっている。でも刺すほうも大変」「鼻からチューブを入れたり，太い血管に管を入れたりして点滴を入れる，という方法もありますけど，希望されますか？」……（この問いにははっきりと答えられなかったが，表情からはあまり希望されない様子であった）「そのあたりは先生のほうでよろしくお願いします」「他にお聞きになっておきたいことがありますか？」「聞きたいことがわからない。介護認定のときに，向こうからは何も聞いてもらえなくて一度認定が取り下げられたことがあった。そのときは先生が事情を説明して，もう一度上の人に来てもらった。向こうの人が『自分から何も言わないので』と言われたけど，こっちは何を聞いたらいいかわからない」「そうでしたか」

腰椎の圧迫骨折と骨粗鬆症で近所の整形外科に通院していたほかは目立った病気もなく，お酒は好きでかなりの量を飲んでおられたようだが，2年前からはお酒はやめておられるとのことだった。家族については，両親はすでに亡く，妻と子どもには何十年も前に逃げられたままで，今はどこにいるかもわからないという。兄弟とも疎遠で，すぐ下の妹を除いてはほとんど行き来もなく，唯一連絡を取れる妹ともたまに電話をする程度であった。自分が亡くなったあとのことはその妹さんに頼んであると言われた。

■ 投影された心性

寺尾さんは，声の出にくさとか足の痺(しび)れのことなど，体調について少し話された後，健康番組のことを縷々(るる)話された。テレビのことなど話さずに，本題の症状緩和と緩和ケア病棟のことについて話し合いたいと考えるむきもあろうが，この健康番組に関する話は寺尾さんのことを知るよい入り口となると思ったので，聞き入った。

健康番組のことをただテレビの番組のことを語っているだけとして聞くと，それは雑談になるであろう。一方で，数ある話題のうち，テレビの健康番組のことが選ばれていることから，寺尾さんの心にはこのテーマに何か引っかかるところがあり，それを伝えたいのだと受け取ると，つまり，寺尾さんの気持ちが投影されたものとして受け取ると，単なる雑談ではなく，寺尾さんの心を理解する手がかりになる。

その際，いくつかの水準を区別しておくと，聞き方に幅が生まれる。ここでは，河合隼雄（1967）がユング（Jung, C. G.）を引きながら論じた，主体水準と客体水準について紹介しておこう。「主体水準」とは語り手の主観的世界が投影されたものととらえる聞き方であり，「客体水準」とは語り手とは独立した客観的な事実について述べられているととらえる聞き方である。

寺尾さんが語られた健康番組の話を客体水準でとらえるなら，「医者の嘘というか，信頼できないという話がたくさんある」「薬剤師や看護師ばかりのせいにして，執刀医は逃げている……大学病院では……誰が責任があるのかもわからなくなる」という言葉は，そのまま医療者に対する不信を表明した言葉として聞くことになる。直接的にはテレビで放送された医療者に向けられ

た言葉だが，責任を逃れようとするような態度をとる医療者に対しては，同じ言葉が向けられるだろう。このように理解するなら，この言葉は，寺尾さんと向き合ううえでは非常に大切なポイントを示してくれているものととらえることができる。(さらにいえば，「逃げてばかりではダメだ」というこの言葉は，寺尾さんに限らず，あらゆる診療場面で通じるような大切な教訓にもなるのだが)。

　一方，主体水準の聞き方では，語られた内容を外的な現実として客観的に聞くのではなく，語り手の心の内が反映されたものとして，語り手の主観が映し出されたものとして聞くことになる。すべては寺尾さんの心の中のことと，とらえるのである。誰の心の中にも，男性的な面もあれば女性的な面もあるし，大人もいれば子どももいる。患者的な側面もあれば，医者的な側面もある。そのように考えると，この言葉は，寺尾さんの心の中の医師（寺尾さんの心の中にある医療者的側面）は，責任の所在を曖昧にして逃げてばかりいる，と聞くこともできる。一度，化学療法を受けた後，抗がん剤も希望されずに現在に至ったのも，寺尾さんの心の中の医者が逃げていたからではないか，との連想が浮かんでくる。主体水準で受け取るなら，結局はすべてご自分のことを語っているということになる。このように，客体水準では……主体水準では……と意識しながら聞いていくと，さまざまな響きが聞こえてきて，語り手を理解するうえで深みや厚みが出てくる。

■ 聞きたいことがわからない

　「他にお聞きになっておきたいことがありますか？」との問いには，「聞きたいことがわからない」と答えられた。この答えにも，寺尾さんのことを理解するための手がかりを見出せる。

　一つは，質問の開き具合から推察される心の状態についてである。がん診療に携わる医師に対する「緩和ケア研修会」におけるコミュニケーション講義では，質問のスキルとして「イエス・ノーで答えられない質問，オープン・クエスチョンを用いることで，効果的に情報を収集できる」などと教えられる。しかし，寺尾さんは，あまりにオープンな問いをすると戸惑われるようであった[*31]。

心が危機的な状況にある場合，自分と周りの世界，内界と外界の境界が曖昧となり，混沌としてくる。特に，がんという告知を受けた後，抗がん剤治療はこれ以上できないと言われた後，緩和病棟のことを相談した後などは，心が混沌とした状況になり，自由に話してもよいと言われても，何をどう話せばよいのかわからないという事態に落ち込みやすい。「聞きたいことがわからない」という言葉はこのような混沌とした状況を映し出している可能性もある。このようなときには，質問をあまり開きすぎず，セミ・オープンな問いにとどめるほうが，患者は話しやすくなる。逆手にとれば，この後の経過のなかで同じようにオープンな問いをしたとき，語りが自然に出てくるようになれば，心が少し落ち着いてきたと判断できることになる。

もう一つは，文脈のズレについてである[32]。上記の寺尾さんとの会話では，こちらとしてはひととおり聞かせてもらったので，「他に聞いておきたいことはありますか？」と確認したつもりであったが，まさにこの問いが，介護認定を一度取り下げられてしまったという出来事を刺激することになり，会話の文脈から離れて，ご自身の経験について語られることになった。こちらが意図した答えとは異なる答えが返ってくるときには，文脈のズレということについても考えておく必要がある。

これらのことを考えたうえで，カルテには「本人の性格：根本には医療に対する不信があり，テレビや書籍，ニュースなどで医療が信頼できないという話題によく反応されている。コミュニケーションにズレが生じやすいので注意。基本的には延命は望んでおられず，心肺蘇生も希望されなかった。痛みはとってほしいというお気持ちはしっかりしている」と添えておいた。

---

*31　「ほかに聞いておきたいことはありますか？」は，内容はオープンだが形式はクローズドな（イエス・ノーで答えられる）問いである。これもセミ・オープンな問いといえるだろう。「体調はいかがですか？」と内容を限定して形式をオープンにするのと，よい対照をなしている（小森の指摘による）。

*32　私はズレととらえたが，小森からは，「寺尾さんが先生のその問い自体に評価を下すというメタ・レベルからの発言をした」ととらえることも可能で，つまり寺尾さんからいわせれば，「この質問は良くないよ」「少なくとも私には向かないね」という意味でもあろう，と指摘された。これも確かに一理ある。このように指摘を受けて自分の聞き方を多面的に検討していくことが可能になるのが，事例研究の醍醐味である。

■ 記憶がないんです

それから 10 日後の 4 月 10 日。再び外来を受診していただいた。経過観察のための定期受診に加え，緩和ケア病棟の見学をするという目的もあった。

> 「痛みが出たときだけお願いします。あと，病棟のほうも見学をさせてほしいです。今は食事も食べられているし。いつ爆ぜるか[*33] わからないですが，そのときはそのときで」「心肺蘇生とかは希望されます？」「いえ，そういうのはいいです。痛みだけとってもらえれば」

緩和ケア病棟への入院の段取りについて説明し，入院を希望される状況になったときにはご連絡をいただくようお伝えした。どちらかというとにこやかな表情で，不安な様子は見られず，病状も受け入れておられるように見えたが，あとで振り返ると，強い恐怖が潜行したと思われる。

それから 10 日後，外来予約日の数日前の 4 月 20 日に，デイケアから帰宅される途中に意識がなくなり，救急搬送されそのまま入院となった。外科の主治医のほうで対応していただき，翌日に訪室した際にはすでに意識は戻っていた。

> 「記憶がないんです。リハビリから帰って，なんかよくわからないけど救急車に乗ったような記憶もあるような，ないような。それで動けなくなって。どうしようかなと思っているんですけど，自分では動けないし，あそこの病棟（緩和病棟）にお願いしようかと。今，C 先生（外科の主治医）からも話がありまして，お願いしようかなと思います。いつどうなるかわからんしね。調子良くなったら退院できますか？」「はい，できますよ」「それならなおいいですね。よろしくお願いします」

意識消失発作は腫瘍の圧迫による迷走神経反射が最も疑われるとのこと

[*33]　腫瘍が動脈に浸潤して，大出血を起こす可能性について説明されていた。

だったが，首の腫瘍が日に日に大きくなるのを意識せざるを得ない状況で，さらにはいつ大出血が起こってもおかしくないと言われ，自分が死を迎えることになるであろう場所を見学して，平然と過ごせるほうが不思議であろう。緩和ケアチームに紹介され，緩和病棟を見て，その不安と緊張に意識が耐えられなくなったことが，意識消失の背景にあったのではないかと考えられる。診察をして医学的に見立てると同時に，患者自身の視点からはどう見えていたかと推察をすることで，より配慮の行き届いた関係を育むことができるのであり，単に迷走神経反射と理解するだけでは外から見るにとどまることになろう。

■ 緩和病棟に転棟

　たまたま緩和病棟に入院予定の別の患者がキャンセルされ，他に待機患者もいなかったため，病室を準備できることになり，寺尾さんは 4 月 22 日に緩和病棟に転棟された。移られた直後は，「昨日の夜はあまり眠れませんでした。足の痺れもあります。こちらではゆっくりしたいと思います。よろしくお願いします」と言われた。足の痺れに対して，鎮痛補助薬 1 錠を眠前に開始とした。食事は美味しいとほぼ全量摂取された。その後数日間はあまり眠れない日が続いたが，徐々に眠れるようになった。

　4 月 27 日にはやはり医療関係のニュースについての話が語られる。

　　　「夜は眠れています。首のしこりが大きくなってきている気がして，歯の治療も歯科では抗がん剤を打っているとできないと言われて，大学病院を紹介された。技術の問題というよりは大学病院だと誰がみているかわからなくなるので責任の問題だと思って行かなかった。ニュースでも，ある病院で 7 人のうち 4 人が亡くなったというのをしていた。厚生省も調査に入っているというけど本当のことは出さないだろうし」

　「技術の問題というよりは……責任の問題」という言葉は，医療関係のニュースに触発されたものだとはいえ，医療者の最も基本的な心構えについての教訓として響き，心しておかねばと思った。

連休中に一度外出をされ，自宅のほうも整理をしてこられた。その頃から頸部の腫瘍に痛みも出るようになり，最初はアセトアミノフェン，後にはオピオイドの頓用を使用しておられたが，嚥下も難しくなってきており，5月8日からオピオイドの貼付剤（フェントス1mg/日）を開始した。5月11日には，「今日は首の後ろのほうが痛くなってきていて，だんだん大きくなってくるのかなと思います。食事のほうは痛みが落ち着いてきたので食べれるようになりました。今日はまあまあです」と，少し持ち直してこられた。その後しばらくは夜もよく眠れ，落ち着いて過ごしておられた。

■ どこにいるのかわからない

穏やかに過ごしてはおられたが，オピオイドの頓用の使用回数は徐々に増えており，痛みも強くなってきたので，5月24日にオピオイドの貼付剤であるフェントスを2mg/日に増量した。翌日，痛みは和らいだとのことであったが，26日の朝方には「どこにいるかわからない」と言われるなど，混乱も見られるようになった。フェントスを増量した影響もあるかと考え，フェントスを1.5mg/日に減量して様子を見ていたが，5月27日の朝は，知らない間に病室を抜け出し，病棟内にあるホールにいるところを発見された。「自分では何が何だかわからない」と言われ，やや興奮気味だが，リスペリドン1mg（抗精神病薬）を内服した後はうとうとされ，16時くらいまで休まれた。

夕方に訪室した際は，「どこにいるのかわからない。どういうこと？ わけがわからない」と首をかしげておられた。「薬の影響で混乱された可能性もありますので，少しずつ調節しています。今日はこのあと，お休みになられますか？」と言うと，少し考えて「そうします。痛くなると心配なので薬もください」と言われて，定期服用していたアセトアミノフェンを内服されて休まれた。フェントスは1mg/日に減量とした。

翌日は，筆者は出張で不在であり，同僚に代診を頼んでいたが，以下のような様子であった。

「しんどいと聞いてうかがいましたが，どうですか？」「しんどい」「夜

は眠れましたか？」「まあまあ」「痛みはどうですか？」「ないです」「そっとしておいてほしい感じですか？」「……」「ちょっとお薬も飲まれないのでということで心配していますが，飲めそうですか？」「何の薬？」「痛み止めと胃薬ですね」「これだけ？」「そうですね」「飲むわ」

　お話すると飲もうという気持ちにはなられたが，アセトアミノフェンはこぼされた。無理に勧めすぎてもかえってかたくなになるかと思い，残ったアセトアミノフェンは無理に勧めず。フェントスは昨日1mgにされたばかりなので今日は1mgのままで。午後家に帰ると言い，玄関まで行かれる。家の鍵がないから心配だ，すぐに退院する，と。とりあえずお部屋に一緒に戻り，お話をうかがい，今日すぐの退院は難しいことをお話し，リスペリドンを内服していただいた。

■ 混乱の背景

　この混乱は，医学的には「せん妄」と呼ばれる状態に相当するだろう。「緩和ケア研修会」では，「せん妄はがん患者において高頻度で認められ，さまざまな悪影響をもたらす。せん妄の本態は意識障害であることから，その原因となる身体症状および薬物等を同定・除去することが重要である。抗精神病薬が症状の軽減に有効である。家族の気持ちに配慮したサポートも重要である」とされている。

　寺尾さんの場合，いわゆる「せん妄」をきたした要因として，フェントスの増量が考えられたので，2mgを1.5mgに，さらに1mgにと減量した。一方で，緩和病棟に入院し，首の腫瘍は日に日に大きくなっており，痛みはオピオイドを飲めば直に治るとはいえ，痛み止めの量も徐々に増えていくなかで，真綿で首を絞められるような恐怖感が徐々に募っていたと察することができる。

　せん妄は，心理的な要因では生じないといわれている（Duffy & Valentine, 2011）が，筆者の経験では，心理的な恐怖感もせん妄の引き金を引くと考えている（この点については次節で論じる）。寺尾さんが感じていたと推測される恐怖を察することなく，せん妄をきたした要因と考えられるフェントスの量を調整したり，抗精神病薬を使ったりするだけでは，興奮状態の管理はで

きても，寺尾さんの気持ちを汲むことはできないだろう。せん妄状態にある患者の気持ちを少しでも理解しようと努力する人が（医療者に限らないが）いるかどうかは，その後の「せん妄」状態の経過に影響を及ぼすと筆者は考えている。

シシリー・ソンダース（Cicely Saunders）は，痛みのコントロールについて，「モルヒネを段々に増やしました。セント・ルークスでは定期的に与えていたし，心配する必要がないことは知っていましたが，これだけではダメだ，と思いました。麻薬の量をただ増やすだけではなく，痛みを抑えることについてもっとよく知らなければならない，とつくづく思わされました」（du Boulay & Rankin, 1984）と述べているが，同じことが「せん妄」にもいえると筆者は考えている。抗精神病薬を投与し，増やしていくだけではダメで，いわゆる「せん妄」についてもっとよく知らねばならない，と思う。

せん妄をどう理解するかについての筆者の考えは後で述べるとして，寺尾さんに関しては，当初より，医者は信頼できない，逃げている，誰に責任があるかわからないと述べておられたことを胸にとどめ，私自身は，責任を持って逃げずに診ていくというスタンスを意識した。

いわゆる「せん妄」状態になると，つじつまの合わないことを言っている，整合性がないことを言っていると，その語りに耳を傾けることはなくなり，心が離れてしまいやすい。話は理解できなくても，そばにいるというスタンスを保ち続けることができるかどうかが問われていると，筆者は考えている。ただし，患者は常識の通用する現実の世界にいるとは限らないので，そばにいるためには，こちらが「せん妄」の世界に入っていく必要がある。この点については後で述べる。

■ 先生はまわし者ではないか

5月27日からリスペリドン1mg/日を投与していたが，29日は朝方落ち着かず，リスペリドンをさらに1mg追加した。夕方には再び落ち着きがなくなり，結局リスペリドンを4mg/日に増量して経過を見ることとした。

6月1日には，「駅の近くのお寺があるが，先生はそこのまわし者ではないか。正体はわかっているから隠しても無駄だ」と，やや被害的な感じは残っ

ているものの，会話が少しできるようになってきた。この間，朝，昼，夕と少なくとも1日3回，意識がないように見えてもベッドサイドで時間を過ごすということを続けた。また，ミダゾラムとハロペリドールを混注して持続皮下注射を行った（ミダゾラムの流量は，夜間は 1.1 mg/hr，日中は 0.4 mg/hr*34）。夜間は睡眠目的，日中は抗不安作用を期待して少量を継続したのである。

6月2日。朝は，表情はまだ固いが，落ち着かなくて制止が必要というほどではなく，内服もできている。昼には少し食事もとることができ，落ち着いてベッド上で過ごしておられ，テレビを見たりしながら過ごしておられた。寝ている間の呼吸は笛を吹くような高い音になっていて，気道狭窄が徐々に進んでいることがうかがわれた。

6月3日の夜から4日の朝にかけて落ち着かず，ハロペリドール5mgの筋注が必要であった。朝起きてからももう一度同じ注射が必要な状況であった。内服は難しく，1日に2回程度の注射を続けていた。

6月7日。休日であったが朝9時半過ぎに訪室。ウトウトしておられるが目は開いている。「昨日はいかがですか？」……「痛みはありますか？」「今はない」「昨日は痛かったようですね？」「昨日は痛かった。夜もあまり眠れなかった」「痛み止め調節させてもらっていいですか？」「はい」「飲み薬が飲めるようならそちらも出しておきますね」「はい」。

朝9時頃は少し興奮が強かったようだが，痛みも強くなってきている影響もありそうである。昨夕くらいから痛みを訴えるようになってきている。意識レベルも徐々に戻ってきている印象で，上記のごとく会話もある程度成り立ち，こちらの言うこともそれなりに入る。意識レベルの改善に伴って痛みも感じるようになってきていると思われ，フェントスを2mg/日に増量とした。

日中は落ち着かれていたが，当日22時過ぎに病棟からコールあり。不隠で落ち着かないとのことであった。23時過ぎに訪室した。夕方くらいから落ち着かず，ベッド柵を乗り越えていこうとするなど興奮も強くなった様子

---

*34　ミダゾラムの投与量についての筆者の見解は 156-157 頁を参照されたい。

だったという。訪室時は本人はウトウトし始めていたところだが，このまま
では落ち着かないと思われるため，ハロペリドール5mgの注射を追加した。
発熱もしていた。フェントスは一度中止として経過を見ることとした。

■ 先生久しぶりやね

翌6月8日の朝は，まだウトウトしておられたが，昼前に訪室すると，少
し覚醒し始めている様子だった。

「痛みはどうですか？」「大丈夫」「夜は眠れましたか？」「眠れた。ま
た眠剤をお願いします」「今日は看護師さんに身体をきれいにしてもらっ
ていいですか？」「いいですよ」「今トイレには行きたくないですか？」
「行きたくない」

疎通はスムーズで，こちらの言葉も入る。強い興奮はなく，上記のように
話された後，またウトウトされる。そこに看護師がやってきて来て同じよう
なやり取りをして，体拭きや口腔ケアについては了解される。その後，自分
でテレビをつけて見ながらそのままウトウト。午後には体をきれいにしても
らった。夕方の訪室時は起きておられ，TVがついている。

「いかがですか？」「頭がボーっとする。あまりはっきりと考えられな
い……（記憶が）2週間くらい飛んでいる……先生，札幌に行ったんで
は？」「いえ，札幌は行っていませんが」「そうでしたか」（と怪訝そうな
顔をされながらもこちらの言葉を受け入れられる）……（混乱される前
に，出張に行くという話をしたことを思い出し）「ああ，札幌ではないで
すが，出張に1日行ってくると言いましたね」「それそれ。ラーメンを
食べたい。そこら辺にあるでしょう。一つはとても食べられない。小さ
いカップ。半分くらいでも」（インスタントうどんの小さいカップあり）
「食べますか？」「食べます」（自分で起き上がって座位に。テーブルを用
意していると）「先生，スミマセンねえ。先生久しぶりやね」「夢と記憶
が混乱していてあまり覚えておられなかったと思いますが，毎日顔を見

に来ていましたよ」「それを言われるとつらい。起きると，呼んでもいないのに看護師さんがすぐに来る。起こして座るだけで，やってきては，あれこれ言われる」「今まで大変だったので，心配してすぐに来てくれるんですよ」「そうか」

　いまだ朦朧としている感じはあるが，意識レベルはかなりクリアになっている。記憶は2週間くらい飛んでいると言っておられたが，ほぼそのとおり。札幌出張の件は，「行っていない」と伝えると，そのまま受け入れて納得される。混乱が強いときにはこちらの言葉が入らなかったが，この時点では，自分が感じていることと相手の言葉とを天秤にかけて，自分の思いを抑制する能力が戻ってきている。一方で，2週間前，混乱する直前に，「明日は出張でいないので」と伝えた言葉は，そのまま残っていたと思われる。テーブルを整えていると，「先生スミマセン」とこちらを気遣うような言葉も聞かれ，心に余裕が出てきている。
　6月9日はだいぶ落ち着いてこられ，日中は食事も少しとれたり，トイレには看護師に支えてもらって行くこともできていた。夜に興奮が強くなったということで，ハロペリドールの注射が使用されている。痛みが強くなってきているとのことで，モルヒネの持続皮下注射（モルヒネ7.5mg/d）を開始とした。

　6月11日：
　「今日はいかがですか？」「まあまあですよ」「痛みは？」「歯が痛い。顎のところ」「首の痛みは？」「そっちはマシ」「夜は眠れましたか？」（うなずきながら）「よく眠れた」

　夜はよく眠れたと言われ，会話もスムーズで疎通性がかなり良くなってきた。首の腫瘍はさらに大きくなってきており，構語や嚥下に障害が出始めている。
　6月12日。私がお部屋を訪ねるとニッコリと微笑んで，良い笑顔を見せてくださる。

「今日はいかがですか？」「昨日はあまり眠れなかった」「看護師さんからは，夜痛みがあったと聞きましたが」「痛みもあったけど，眠れなかった」「今は痛みますか？」「今はいい。しんどい」「テレビを見ますか」（笑顔になられ）「つけておいて」

　言葉が聞き取りにくくなっていて，唾液の嚥下も難しくなりつつある。

　その後，食事はほとんどとれなくなり，熱も出るなどして体力の消耗は進み，約10日後に亡くなられた。モルヒネとミダゾラムは，6月16日に，日中はモルヒネ 10 mg/d，ミダゾラム 0.6 mg/hr，夜間はモルヒネ 14 mg/d，ミダゾラム 0.9 mg/hr という形で調節をして以後は変更をしていない。日中はコミュニケーションができ，夜は眠られるという状況であったのが，徐々に返答をするのが難しくなっていったが，亡くなられる前日の夜まで声は届いていて，私が声をかけると穏やかな良い笑顔を見せてくださっていた。

エビデンスに照らして──せん妄を理解しようと努力する

◆ 本人の気持ちはどこに？

　5月27日の朝，病室を抜け出してホールに入るところを発見されたときの寺尾さんの精神状態は，医学的にはせん妄と診断される状態である。すべてのがん診療に携わる医師が緩和ケアについての基本的な知識を習得することを目標とする「緩和ケア研修会」では，「せん妄」について，以下の事項がテイク・ホーム・メッセージとして示されている。

- せん妄はがん患者において高頻度で認められ，さまざまな悪影響をもたらす。
- せん妄の本態は意識障害であることから，その原因となる身体症状および薬物等を同定・除去することが重要である。
- 抗精神病薬が症状の軽減に有効である。
- 家族の気持ちに配慮したサポートも重要である。

ここでの基本的な考え方は，せん妄は意識障害であり，原因となる身体症状や薬物を同定しそれを除去し，抗精神病薬で症状の軽減を図り，家族の気持ちにも配慮する，ということであるが，一番大切なことが抜け落ちている。それは，患者本人の気持ちへの配慮である。たとえ意識障害で周りから混乱しているように見えたり，こちらの言うことがわかっていないように見えたりしても，患者への尊厳を忘れず，患者自身の視点から患者の気持ちを理解しようとする姿勢を保つことが，何よりも大切だと思う。

ソンダースがある患者に，ケアをしてくれる人に何よりも求めるものは何ですかと尋ねたところ，「僕を理解しようと努力しているように見える人だね」という答えが返ってきたという (Saunders, 1965a)。この言葉は，せん妄状態についても当てはまると思う。正常な意識状態ではないのだから本人の気持ちには配慮しなくてもよい，というつもりではないだろうが，それでも，「緩和ケア研修会」において，家族の気持ちへの配慮については述べられているのに，患者本人の気持ちへの配慮については何も述べられていないのはバランスに欠ける。「緩和ケア研修会」では，死亡直前の患者の 90% がせん妄状態にあると教えられるが，もしそれほど高頻度に認められるのであれば，そのような状態にある患者の気持ちを少しでも「理解しようと努力」をすることこそ，看取りのケアの中心になるのではないだろうか。

とはいえ，いわゆる「せん妄」状態の患者の気持ちを理解することは，一筋縄ではいかない。本章では，これまでの筆者の臨床経験と知識を総動員して，「せん妄」状態にあるとされる患者の心を少しでも理解するための視点を提供してみたいと思う。

◆ せん妄は心因によっては生じない？

後で診断基準のところでも述べるが，医学的には，せん妄には原因となる身体疾患（頭蓋内疾患，感染症，脱水など）や症状（たとえば強い痛み），もしくは薬物（ベンゾジアゼピン系薬剤，オピオイドなど）が存在し，それを同定し除去することが大切であるとされている。『MD アンダーソン　サイコソーシャル・オンコロジー』では，せん妄の原因について，「せん妄は心因によって生じるものではなく，ストレスに対する「機能的な」反応でもない」

（Duffy & Valentine, 2011）と，さらに一歩踏み込んだ記述が見られる。

せん妄の本質は注意力の低下（意識障害）であり，身体的な原因によって生じる，というのが医療者の間の共通認識である。もちろん，身体的な要因に目を配り，必要な調整を行うことは最低限必要である。一方で，心理的な不安や感情がせん妄に果たす役割についてはほとんど言及されることはないが，筆者の経験は，心理的な不安や恐怖が果たす役割も見逃せないと告げる。

◆ せん妄の背後にある恐怖

きっかけは，もう25年以上前のことだが，筆者が医師になって受け持った3人目の患者で，アルツハイマー型認知症を疑われ，精査目的で入院された患者を診療したときに見られた反応であった。入院後3日ほどは落ち着いて過ごしておられた。上級医から長谷川式簡易知能評価スケール（HDS）を用いて評価をするようにと指示され（改訂版が出る前のことだった），あまり気乗りがしなかったが行った。HDSでは「今日は何月何日ですか」「ここはどこですか」「1年は何日ですか」「100から7を順に引いてください」といった相手の尊厳を損ないかねない質問が続く。答えられないと自尊心が傷つくだけでなく，不安を煽ることになりかねない。「太平洋戦争が終わったのはいつですか」など，人によってはトラウマ体験を刺激しかねない質問も含まれていた。したがって，このような項目を質問していくことには私自身が非常に抵抗を感じていた。

そのような私自身の抵抗も影響したと思われるが，その患者は検査中から不安な表情になり，検査後に大丈夫ですよと保証をしても，表情が和らぐことはなかった。そして，その日の夜は，母（すでに亡くなっている）が来て話をした，母のところに行かなければならない，母がどこかに行ってしまった，などと言われ，落ち着かなくなった。看護師がなんとか話を聞きながらその夜はやり過ごせたが，翌日私がうかがったときはとても不安げに，母が来て話をしたんです。その母がどこかへ行ってしまったんですと訴えられた。俳句を作るのが好きだと言われていたことを思い出し，ナースステーションの前の長椅子に一緒に座って，俳句を作ってもらったりして話をしたりしているうちにその場は少し落ち着かれた。その後も俳句を作ってもらいながら

話を聞いていったが，HDS 施行前とほぼ同じくらいの状態に戻るのに数日を要した。

　この方は，入院して 3 日ほどは普通に過ごしておられたこと，HDS を行った以外に特別に背景となる身体症状や薬物が思い当たらないことから，「母が来て話をした」という「認知・知覚の異常」（DSM-5）は，HDS を施行して患者が不安になったことが主な要因ではないかと思われた。神田橋（2016）も同様のエピソードについて述べている[35]。

　その後経験を重ねるなかで，丁寧に一例一例の経過を見ていると，強い不安もせん妄の発症に関わっているのではないかという思いを強く持つようになった。ただし，この場合の不安は，表面に現れるものというよりは深く潜行する不安，恐怖のことが多いという印象がある。ここでいう「恐怖」は，中井久夫（1998）が『最終講義』において，サリヴァン（Sullivan, H. S.）を引用しながら「最も強烈な分裂病体験は恐怖である」と述べるような恐怖に通じる「恐怖」である。あるいは，「強い精神的なショック」と言ってもいいかもしれない。

◆ 身体的要因と心理的要因の双方への目配り

　せん妄は意識障害がその本質であるといわれる。しかし，通常の意識を保てないほどの強い恐怖がその背後にあるととらえ，その不安な気持ちを汲みながら関わっていくことが，せん妄状態にある患者にアプローチするうえで

＊35　「九大の病院に入院した名誉教授が幻覚妄想状態になって「惚けた，惚けた」と廊下を通る人が言ううっていうんだよ。それで，リエゾンで，往診で頼まれて行ったことがあった。奥さんが「神経内科にいってからそうなったような気がする」というから「神経内科でどんな診察をしましたか」と訊いたら，100-17（引用者註：ママ）の連続引き算をさせられた。それができんでショックを受けてたというんだよ。そんなこと，八十いくつかになった人にさせてもできるはずないのにね。まじめな先生が診察してそんなことしたもんだから，それからショックを受けたんですな。……ああいうのは十代が一番よくできて，……大事なのは統合能力だということを話して，……いろいろ質問したら教えてくれてね。そこで閃いて，「先生はお弟子のうち何人くらい教授を作りましたか」って訊いたら，そうしたら元気が出た。その晩から薬も使わなくなって，幻覚もすっかり消えて元気になられた。一時間くらいの面接でね。そういうもんだよ」。（神田橋，2016）

は，特に終末期のせん妄においては，患者の思いを汲むための入り口になるのではないかと思う。

寺尾さんの場合も，緩和の見学の後で意識消失をきたしたし，緩和病棟に転棟後も，頸部の腫瘍が徐々に大きくなり痛みも出るなかで，強い恐怖を感じておられたと思われる。せん妄状態になったときに，単に意識障害とみなして関わるのと，深いところに恐怖が潜行したのではないかと察しながら関わるのとでは，その後の展開も変わってくるのではないか。

中井は「統合失調症から人間を護るシステム」として，睡眠，夢活動，心身症，意識障害，死，超高熱・筋肉融解の形をとる有熱性緊張病，強烈な自死への衝動，神経症，特に強迫神経症などを挙げている（ただし，強迫神経症は，分裂病に対する守りとして働くことも，逆に分裂病のほうに追いやることもあり，両義的であるとのことだが）。事例の経過を丁寧に見ていると，これらの守りが破綻してせん妄を発症する経過が見えることも少なくない。

この「恐怖」を「促進因子」ととらえる見方もあるかもしれない。もちろんそのような場合もあるだろうが，一方で「恐怖」にはそれ単独でせん妄を誘発する力があると筆者は考えている。もちろん，すべての例で恐怖が原因となっているかどうかは別問題で，健康な人でもモルヒネを静注すればせん妄を起こすことは十分起こりうるので，純粋に薬物とか身体的な要因でせん妄が生じることを否定するつもりはない。

いわゆる「せん妄」の治療において，器質的要因をないがしろにするべきではないが，それと同じくらい，心理的要因についても目を配るべきだと考える。特に，「せん妄」という診断がつくと，医師も看護師も，真面目に患者が言うことに耳を傾けようとしなくなることも多く（心が離れてしまうように見えることが多い），患者は一人寂寥の地に残されてしまう。せん妄においては身体的な要因のみが強調されているため，ここではあえて，心理的要因についても言及しておいた。

◆ せん妄という診断とその評価

「緩和ケア研修会」では，せん妄の診断基準として，アメリカ精神医学会によるDSM-5の診断基準を採用している。

1. 注意・意識の障害：ボーっとしていて，周囲の状況をよくわかっていない。
2. 変動性：短期間で出現。1日のなかでも症状のむらがある。夜間に悪化。
3. 認知・知覚の異常：記憶障害，見当識障害，幻覚，妄想。神経認知障害の進行では説明困難。
4. 原因となる薬物，または医学的疾患が存在する。

上記をすべて満たす場合，せん妄の診断に該当する。

　これに続いて，「緩和ケア研修会」では，せん妄の「準備因子」「促進因子」「直接因子」の三つを区別して評価することを勧めている。準備因子としては，高齢，認知症，脳梗塞の既往などが，促進因子としては，環境変化，身体拘束，不快な身体症状（疼痛，尿閉，便秘，発熱，口渇など）が，直接因子としては，「オピオイド，睡眠薬，抗不安薬，ステロイド，抗コリン作用のある薬，抗ヒスタミン作用のある薬など」が挙げられていて，せん妄出現の少し前に開始・増量されていれば疑わしいとされる。

　寺尾さんの場合，準備因子としては高齢（80歳），促進因子として疼痛と病状の進行，直接因子としてオピオイドの増量が考えられるが，高齢で疼痛がある患者にオピオイドを増量したからといって，皆にせん妄が出るわけではない。疼痛に対してオピオイドを使ってもせん妄にはならないことも多いのに，寺尾さんにはなぜせん妄が生じたのだろうか。そう考えると，オピオイドを直接原因と考えるだけでは不十分ではないかと思う。

　これらの要因に加えて，先に述べたように，強い恐怖が影響しているのではないかと筆者は考えている。オピオイドが直接の原因であるなら，オピオイドを減量したり他のオピオイドに変更したりすればせん妄は改善するということになる。しかし，そう単純にはいかないことも多い。恐怖が重要な役割を果たしているせん妄においては，背後にある恐怖が和らがないことには，せん妄から抜けることはできないのではないか。

　せん妄の評価のために種々のスケールが用いられる。Mini-Mental State Examination (MMSE) は認知機能のスクリーニングによく用いられるが，せ

ん妄と認知症を区別できないため，せん妄に適したものとはいえない。他に
さまざまなスケールが提唱されているが，私自身は臨床場面でスケールを用
いて評価することはしていない。それは，一律に評価をするという姿勢その
ものが，せん妄を悪化させる可能性をはらんでいるからである。仮にスケー
ルを用いた評価を行うとしても，このような点を十分に考慮して行うべきで
ある。

　興味深いのは，Single Question in Delirium（SQID）(Sands et al., 2010)
で，これは家族や友人に "Do you feel that（patient's name）has been
more confused lately?"（「○○さんはいつもと違いますか？」）と尋ねるも
のである。この一つの質問だけで，80% の感度と 71% の特異度，91% の
negative predictive value（陰性的中率）を示したという。日本での妥当性
の検証はまだとのことだが，「今日は何月何日ですか？」などの不必要に侵襲
的な質問をすることと比べれば，はるかに非侵襲的に行うことができる。

　日頃顔を合わせるなかで，人となりをある程度把握していれば，普段と様
子が違うということから，せん妄を疑うことができる。その疑いが生じたら，
せん妄を促したり引き起こしたりする可能性のある身体的薬物的な要因を
チェックして調整を行う，というのが教科書的なアプローチになる（これは
医療者として最低限必要なことである）が，それと同時に，症状の背後に強
い恐怖があるのではないかとの目を持って，臨床経過を丹念に見直し，その
恐怖にも目を配りながら対応していくことが必要なのではないかと思う。

◆ SEEKING システムとせん妄

　せん妄の背後には強い恐怖が隠れているのではないか，という仮説を述べ
たが，せん妄状態で賦活される感情は恐怖だけではない。特に過活動型のせ
ん妄の行動を見ていると，ある感情が賦活されているとの仮説が浮かんでく
る。ここではその「ある感情」について論じてみる。

　せん妄状態における感情を理解するために，パンクセップによる感情神経
科学（Affective Neuroscience）(Panksepp, 1998; Panksepp & Biven, 2012) の
知見を援用する[36]。パンクセップは前章で述べたように，一次レベルから三
次レベルまで，感情の三つのレベルを区別しているが，本稿では，最も基本

的とされる一次レベルのなかから，せん妄を理解するうえで有用と思われるいくつかの基本感情について述べる。

　彼は一次レベルの感情として，七つの基本感情を提唱している。その七つとは SEEKING, LUST, CARE, RAGE, FEAR, PANIC, PLAY である[37]。これらのシステムは単なる思索や推測によって主張されているものではなく，長年にわたる科学的な実証研究に裏打ちされたものであることを，強調しておこう。

　七つの基本感情のうち，最も基本となるのが SEEKING システムである。このシステムの中核をなす主な神経回路は，中脳の腹側被蓋野（VTA）から前頭葉に投射される中脳皮質系と，VTA から腹側線条体へと投射される中脳辺縁系の二つである。このシステムが刺激されると，快をもたらすと学習された目標に向かって，なりふりかまわずそれを探し回るような行動へと急き立てられる。多くの研究者が「報酬システム」と呼んでいるシステムと重なるが，パンクセップは，このシステム自体は特定の報酬と関わりがあるわけではないことから誤解を招くとして，あえて SEEKING システム（探索システム）と名付けた。「立ちたい」「座りたい」「家へ帰りたい」「トイレへ行きたい」など，特定の行動へと駆り立てられ，猪突猛進する過活動型のせん妄患者の姿を見ていると，SEEKING システムが活性化されているのではない

---

*36　ニューロサイエンスにおける感情とは，多くの場合，情動的な刺激とそれに対する反応のような，外的に観察できるものに焦点があり，感情の主観的側面は長らく無視され，研究不可能なものとみなされてきた。このような状況のなか，パンクセップが提唱するアフェクティブ・ニューロサイエンス（感情神経科学）のみが，主観的な感情の状態を，真剣に科学的研究の対象として取り上げてきた。なぜ，パンクセップの感情理論に着目をするかといえば，現代のニューロサイエンスにおいては，ほとんどの研究者が，感情は高次の（大脳皮質の）脳機能によって生み出されるという立場をとっているからである。パンクセップはこれを「読み出し理論」（read out theory）と総括して批判をし，独自にアフェクティブ・ニューロサイエンスを提唱してきた（岸本，2015b）。

*37　SEEKING などの大文字表記はパンクセップの用語法で，一次レベルの感情システムを表す。それぞれのシステムを刺激すると，その表記で表現されるような一貫した反応が得られ，単に人の主観的な感情を示すだけではなく，哺乳類の脳にリアルに存在する神経回路でもあることを示す，パンクセップ独特の表記法である（第5章*30も参照）。

かとの仮説が浮かんでくる。

　このシステムにはドパミン作動性ニューロンが数多く含まれており，ドパミン遮断作用のある抗精神病薬の主要ターゲットの一つとして想定されうる。過活動型のせん妄においてこのシステムが健常時に比べて賦活されているとの仮説は，過活動型に対する抗精神病薬の作用を合理的に説明してくれるものとして注目に値する。

　SEEKING システムには以下に述べるようないくつかの特徴がある。もし，過活動型のせん妄状態において実際に SEEKING システムが賦活されているのであれば，このシステムの特徴に基づくアプローチが有用となる可能性がある。逆にいえば，臨床場面においてそのようなアプローチが有用であるかどうかを見ていくことで，この仮説に対する傍証が得られることにもなる。

　SEEKING システムの特徴として，まず，このシステムの神経活動は，「欲求」が充足されると（「報酬」が得られると）急速に低下する，ということが挙げられる。これを臨床場面に照らして考えるなら，たとえば「家に帰りたい」という患者に向かって，「家に帰れません」とその欲求を否定することは，欲求が充足されないので，「家に帰りたい」という欲求をさらに増す方向に押してしまう。これに対して，たとえば「家に帰りたいんですね。でも今日は遅いので明日にしましょうか」と，欲求を認めつつも現実と折り合いがつけられるようなところを提案するほうが，欲求を否定するよりも，亢進した SEEKING システムの活動の熱り（ほとぼり）を冷ますことにつながるだろう。対応によって，せん妄がひどくなることもあれば，ほどほどのところで経過することもあるが，その違いの一つはこのようなところにあるのではないか。

　次に，このシステムが特定の報酬と関連しているわけではないという点も臨床におけるアプローチにヒントを与えてくれる。行動に駆り立てられている患者自身が，自分が何を求めているのかわからないということをそれは意味するからである。SEEKING システム自体が「対象を持たない」という性質は，裏を返せば，特定の対象に必ずしもこだわらなくてよいということを意味する。SEEKING システムが賦活された際の対象は，生来持ち合わせたものというよりは学習されたものであり，対応のなかで変化しうる。

　このシステムが特定の対象を持たないのであれば，「家に帰りたい」と患者

が言うとき，その力点は「帰りたい」にあり，「家」にこだわらなくてもよいのかもしれない。そのような理解があれば，ほぼ寝たきりに近くなっても「家に帰りたい」と起き上がろうとするときに，「家に帰れませんよ」と言うのではなく，「帰りたいんですよね。今日は夜遅いから明日にしましょうか」など，否定するのでもなく単に聞き流すのでもなく，相手の欲求を受け入れながら現実との折り合いをつけられるところを探るような対応のほうが有効かもしれない。

◆ せん妄状態における脳の機能的接続性

せん妄状態（特に過活動型）の駆り立てられるような行動の背後にSEEKINGシステムの賦活があるのではないかとの仮説に基づいて，そこから得られる対応の手がかりについて述べた。次に，せん妄状態における思考様式について考えてみよう。

いわゆる「せん妄」状態にある患者の語りを聞いていると，夢についての語りとの類似性を認めることができる。たとえば，「駅の近くのお寺があるが，先生はそこのまわし者ではないか。正体はわかっているから隠しても無駄だ」という寺尾さんの6月1日の語りは，現実とは異なるが，夢の話として聞けば違和感はなくなる。せん妄患者の外界の知覚や思考は夢見のそれと共通のメカニズムを持っているのではないかとの仮説が浮かんでくる。せん妄は起きたまま夢を見ているような状態といえるのではないか。そうだとすれば，せん妄の語りは夢を聞くかのように聞けばよいということになる。夢については章を改めて論じるが，ここではfMRI（機能的核磁気共鳴画像法）によるせん妄状態の患者を対象とする研究（Choi et al., 2012）を紹介しておきたい。

その前に，この研究を理解するのに必要な基本的な事項を述べておく。非常にラフな紹介になることは十分承知のうえで，便宜的に極めて単純化して述べることをご了解いただきたい。

脳の機能を解明していくうえでは，神経繊維の解剖学的な接続を明らかにするだけでは不十分であり，実際に同期しながら機能しているかどうか，すなわち，機能的接続性を明らかにすることが重要となる。レイクルら（Raichle

et al., 2001）は，脳が何らかの刺激を受けたときだけ活動が高まるのではな
く，何もしていない安静状態においても高い活動性を維持している部位があ
ることを示した。具体的には，前頭葉下部，頭頂・側頭葉，後部帯状回，海
馬などで，これを彼らは「デフォルト・モード・ネットワーク」（default mode
network：DMN）と呼んだ。何らかの課題をしていないときでも，脳において
はこれらの部位は機能的に接続して，高い活動性を維持しているのである。
さらに，DMN は，マインドワンダリングや夢見において活動性が高い部位
とも重なりがあると指摘されている。

　これに対して，前頭前皮質背外側部（DLPFC）などの脳の外側にある実行
制御ネットワーク（executive control network）は，認知と行動を可能にする
ネットワークで，安静状態においてはその活動性は低いが，何らかの課題や
外界からの刺激があるとその活動性が増す。

　興味深いのは，実行制御ネットワークと DMN の活動の間には，負の相関
が認められるということである。何もしていないときには，前者が低く後者
が高いのに対して，課題を実行するときには，前者が高くなり後者が低くな
るのである。シーソーのように一方が上がると他方が下がるような形で，バ
ランスが保たれているのである（図 6-1）。

　前置きが長くなったが，チェラ（Choi et al., 2012）の研究は，せん妄患者
において，実行制御ネットワークと DMN の活動の間にあるシーソーのよう
な関係が影響を受けていることを示唆している。DMN の機能的なハブに相
当する後帯状回（PCC）と DLPFC との相反的な関係が障害されているとい
う。通常なら実行制御ネットワークの活動が高まると DMN の活動が抑制さ
れるのに，せん妄患者においてはその抑制が低下しているというのである（図
6-2）。

　つまり，せん妄患者においては，外界の刺激が入っても DMN の活動は弱
まらないのである。DMN の活動は夢見やマインドワンダリングと関連する
部位と重なりが認められることを考えると，せん妄患者の思考様式が夢見や
マインドワンダリングと類似したとしても，不思議ではないということにな
る。

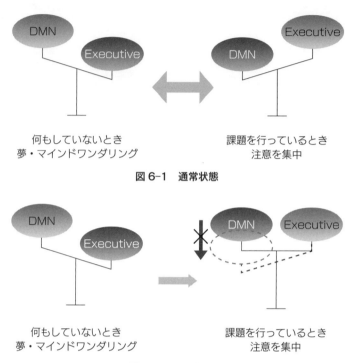

図 6-1　通常状態

図 6-2　せん妄状態

◆ せん妄と夢

　夢については章を改めて論じるが，夢見の間に活動が高まる脳の部位は，パンクセップの一次レベルの感情システムと重なりが多く認められることから，近年の脳科学では夢見を一種の感情体験ととらえる見方が支持されるようになってきている（第 8 章参照）。夢見の体験とせん妄体験とに重なりが見られるのであれば，せん妄の語りを聞くときにも，それを一種の感情体験を語っているものととらえ，感情に焦点を当てて聞いていくということが考えられる。

　たとえば，寺尾さんの「駅の近くのお寺があるが，先生はそこのまわし者ではないか。正体はわかっているから隠しても無駄だ」という語りを聞くときに，「駅の近くにお寺がある」は事実なのかどうかとか，「先生（私のこと）

がまわし者である」かどうかを客観的に判断するような論理実証モードの聞き方ではなく、「まわし者」という言葉から、自分に対して危害を加えられるのではないかという被害感，恐怖感を感じ取るような聞き方をすることで患者の体験とつながることができるのではないかと思うのである。

◆ せん妄に火をつけるか，熱り（ほとぼ）を冷ますか

　せん妄に至る背景として，薬物や脱水，感染症などの種々の身体的要因に加え，恐怖と呼ぶのがふさわしいような強い不安があるのではないかと指摘した。そして，この不安を汲み取りながら，それによって駆動されている感情に焦点を当て，夢の語りを聞くかのように聞くことが，患者が体験している世界を理解する入り口になるのではないかと論じた。恐怖の感情に後押しされ，何らかの「欲求」が高まり SEEKING システムの活動が高まると，いわゆる「過活動型」のせん妄の様相を呈してくる。このシステムはその欲求が充足されると活動が治まるが，否定されると逆に活動が高まる。このシステムそのものは特定の「報酬」と結びついているわけではないので，欲求を否定することなく「転導する」（中井，1998）ことがコツである。

　以上の点を踏まえると，せん妄の状態は医療者の対応によって影響を受けることが示唆される。何年か前のことであるが，帰宅途中に病棟から電話がかかってきた。ある患者がせん妄状態になって興奮しているのでどうしたらいいかと指示を仰ぐ電話だったが，そんなに興奮する患者とは思っていなかったので，具体的にどんなやり取りをしたのか尋ねたところ，次のようなやり取りがなされたとのことだった。

　　　「タクシーを呼んでください」「タクシーは来ませんよ」「どうして呼んでくれないんですか？」「タクシーを呼んでどうするんですか？」「家に帰る」「帰れませんよ」「どうして帰れないんだ！」「ここがどこだかわかりますか？　病院ですよ」「とにかく帰る！」

「タクシーを呼んでください」との「欲求」に対して，「タクシーは来ませんよ」と論理実証モード（第3章参照）で否定をするような対応をしたので，

欲求はヒートアップした。「タクシーを呼んでどうするんですか？」と尋ね，「家に帰る」と言われたときにもチャンスはあった。「家に帰りたいんですね」など，ナラティブ・モードで「帰りたい」という感情を尊重した対応をすれば，さらにヒートアップすることはなかったもしれない。しかし，「帰れない」とさらに否定をしたために，ますます SEEKING システムの活動は高まってしまった。そこにダメ押しのように「ここがどこかわかりますか？」と，相手の尊厳を損なうような言葉を発したのだから，患者が怒るのも無理はない。「家に帰りたいんですよね。タクシー，探してみましょうか。でも，もう遅いですから少し横になって休まれたらどうですか」など，欲求を汲みながら転導する道を探していたら，そこまで興奮されることもなかったかもしれない。

　もちろん，こちらの対応だけでせん妄が治ったり，予防できたりという簡単なものでないことは，十分承知しているつもりである。しかし，やり取りを丁寧に見直しながら，せん妄に火をつけるか治まるかの分かれ道が，どんなところにあるかを探っていくということを積み重ねていくなかに，いわゆるせん妄患者が体験している世界を理解する道を見出していけるのではないかと思う。

　誤解のないように言っておくが，筆者はせん妄状態の患者に対して，特に過活動型の患者に対して，薬物療法を行うことを否定しているわけではない。寺尾さんに対しても薬の助けは借りた。ただ，せん妄と診断して薬物を投与するだけでは足りないのではないか，と言っているのである。そして，いわゆる「せん妄」と診断されるような状態を示す患者を理解するために，その感情状態，夢との類似性などを手掛かりに，その内面に迫ることができないかと考えているのである。

第7章 「耐えがたい苦痛」を聞く

■ 痛みの相談を受けて……

　ゴールデンウィークの真っ只中，病棟当番で病院に詰めていたところに，循環器のD先生から，相談にのってほしい患者がいるのですがと連絡があった。集中治療室に入院中の50代の男性患者。血圧は大量の昇圧剤を使ってなんとか50台を保っているような状況で，病状はかなり厳しいのだが，腹痛が強く，痛み止めの相談をしたいとのことであった。もう少し詳しく聞くと，かなり大変な状況を乗り越えて今に至っていることが明らかとなった。カルテで確認した情報と合わせて，経過をまとめると次のようになる。

■ 治療経過から読み取れること

　阪井さん（50代男性，仮名）のもともとの疾患は腎がんである。X-3年5月に肉眼的血尿（肉眼的にわかる血尿）で近くの総合病院（当院とは別の病院）を受診され，腎がんと診断された。同年6月に同病院で手術を受けて腫瘍は摘出され，その後はしばらく落ち着いていたが，約1年が経過したX-2年の7月に2カ所の局所再発が確認され，8月から抗がん剤治療が始まった。12月で抗がん剤治療は一区切りとなったが効果はなかったようである。

　さらなる治療を求めて大学病院への紹介を希望され，X-1年の1月に受診をされた。手術を希望され，X-1年3月に開腹にて後腹膜腫瘍切除術を受けられた。しかしながら，しばらくすると肺転移と肝臓に接する再発巣が認め

られた。詳しいやり取りは不明だが，おそらく強く手術を希望されたのであろう，X-1 年 11 月に手術が再度行われた。しかし，このときは腫瘍が肝臓，大腸，腹膜と固着していて剥離できず，そのまま閉腹することとなった。

　手術後間もなく，分子標的薬が開始となったが，投与中も腫瘍が増大傾向で効果がないため，X 年 2 月に昨今話題となっているニボルマブ（商品名オプジーボ）が投与された。しかしながら，3 月上旬の CT では下大静脈（IVC）に腫瘍塞栓を認め，IVC 狭窄は進行し，血栓も増大傾向であった。3 月下旬に 2 回目のニボルマブ投与が予定されていたが，汎血球減少を認め，投与は見合わせられたとのことであった。

　病歴を詳しく示しているのは，第 1 章の「病歴の想像的な読み」のところでも述べたように，病歴には阪井さんを理解する糸口があると思うからである。どんな気持ちで治療を受けてこられたのだろうかと想像しながら上記の3 年近くに及ぶ病歴をカルテでたどったが，がんを治すための治療を積極的に受けてこられたことが察せられ，少しでも長く生きたいと頑張ってこられたのではないかとの印象を受けた。

■ 病状の急変

　X 年 4 月上旬，突然の呼吸苦と胸痛を自覚して家族が救急車を要請し，当院の救急外来に搬送された。搬送されてきたときは息苦しさでのたうち回っている状態であった。血圧は測定不可，酸素 10 L/min 投与下で SpO2（経皮的動脈血酸素飽和度）は 80％，心拍数は 160 bpm であったが，すぐに低下し始めたため，非侵襲的陽圧換気を開始するも，無脈性電気活動（機能的には心停止と同じ状態）となった。肺血栓塞栓症と診断し，挿管，経皮的心肺補助法（PCPS），ならびに大動脈内バルーンパンピング（IABP）にて救命が図られた[38]。

　これらの処置が功を奏し，第 4 病日（当院入院 4 日目。D4 と表記する。以下同様）には，PCPS/IABP を離脱することができた。しかし，翌日（D5）には再び，血圧低下，下肢浮腫著明で下大静脈（IVC）の閉塞による IVC 症

---

[38]　わかりやすくいえば，息苦しさでのたうちまわっている状態で搬送され，その直後に心肺停止となり，人工呼吸と人工心肺装置で救命が図られたという経過であった。

候群と診断された。腹部から下肢にかけて著明に腫れ上がり，見るからに痛々しい姿であった。急性腎不全も合併していたが，血圧が低く，人工透析を行うことはできなかった。

D6 に血圧がやや回復して持続的血液濾過透析法を行った。その後小康状態を得て徐々に病状は安定し，D16 には抜管できた（人工呼吸器を使わなくてもよい状態となった）。ところが，D17 には上腹部痛の訴えがあり，大量の水様便が始まり，以後大量の下痢が続いた。一つ山を越えたと思ったらすぐ後に別の大変な山がやってくるというジェットコースターのような急激な病状変化は，本人にとっても家族にとっても非常につらいものであったと察せられる。一言で「つらい」と言ってすませてしまうことがためらわれるようなつらさであろうと思われた。

■ 血圧は 50 台で

D21 には，血圧が 60 台まで低下。D22 の CT では，両肺に浸潤影，胸水，腸管の浮腫，肝転移巣の増大，急性腎不全の悪化を認めた。血圧は大量のカテコラミン（昇圧剤）投与によってようやく 60 台から 70 台を保つことができるという状況であった。

このような状況で，先に述べたように D25 に，循環器内科の主治医の D 先生から疼痛コントロールについて相談があったのである。がんの治療については紹介状から情報を得，当院搬送後の経過については D 先生からうかがって，だいたいの状況を把握したうえで，D 先生と一緒に集中治療室の患者のもとを訪ねた。そのときのやり取りを再現する。

　　「痛みが強いということでご相談にうかがいました」。「もう殺してくれ。終わりにしてくれ。もういい」（真剣な目でこちらをじっと見つめたまま，「殺してくれ」と何度も繰り返される）。しばらくうかがった後で「痛み止めを調整させてもらおうと思います」と切り出してみたが「もういい。いらない」と強い口調で言われる。「ずっと痛いですか？」「ずっとではないけど，我慢できないくらい痛い。もう殺してくれ。もう終わりにしたい」「午後からご家族も来られますよ」「いい。もういい。家族

を待たなくてもいい。すぐにでも殺してくれ」「殺すということはできませんが，楽になるお手伝いはさせていただきたいと思います。お薬を調整させてもらいますね」。うなずかれる。

　開口一番，「もう殺してくれ」と言われた言葉に不意打ちを食らった感じであった。血圧は 50 台と聞いていたので，意識も朦朧として痛みで苦しく顔がゆがんでいる，そんな様子を想像していたが，予想に反して，意識は保たれており，しっかりと会話ができることにまず驚いた。先述のように，病歴からは，可能な限りの延命処置を次々と受けられ，生きたいという気持ちを強く持っておられるのではないかと漠然と思っていたので，「もう殺してくれ」との言葉も予想外だった。一方で，それだけ頑張ってこられた方が「もう殺してくれ」と言われるのだから，よほどのことではないかと思われた。

　初対面の患者から，いきなり，真剣な眼差しで繰り返し「殺してくれ」と言われるのを聞くのはつらいことである。その一方で，病歴のことを思うと「殺してくれ」と言いたくなる心情も察せられる。とはいえ，「殺してくれ」との訴えにどういう意味が込められているのかはわからないと感じ，痛みのコントロールがそもそもの依頼のきっかけであることを思い起こし，まずは痛みを入り口に関われないかと考えて，「痛み止めの調整をさせてもらおうと思います」と伝えた。

　この言葉には，「もういい。いらない」と反応され，痛みのこともあまり眼中になく，ともかく「殺してほしい」という気持ちが先に立っている状況だと思われた。痛みのことだけが問題ではなく，痛みが軽くなっても根本的な問題は残されたままになるのではないかとの予感もした。もう少し痛みについて知りたいと思って，「ずっと痛いですか？」と尋ねたが，「ずっとではないけど，我慢できないくらい痛い。もう殺してくれ。もう終わりにしたい」と，問いには答えられたがすぐに「殺してくれ」との訴えに戻っていった。

　ちょうどお昼前で，午後から家族も来られると聞いていたので，「午後からご家族も来られますよ」と水を向けてみたが，「いい。もういい。家族を待たなくてもいい。すぐにでも殺してくれ」と「殺してくれ」を繰り返されるばかりであった。「殺してくれ」との訴えは，痛みのコントロールよりも，家族

との面会よりも優先される，最優先事項なのだと思った。とはいえ，当然ながらその言葉どおりにするわけにはいかず，深いところに語りかけるつもりで，「殺すということはできませんが，楽になるお手伝いはさせていただきたいと思います。お薬を調整させてもらいますね」と言った。この言葉に対してうなずかれたことから，少しだけでも何とかつながることができたという感触を得ることができた。

■ オピオイドを開始

早速，フェンタニル（医療用麻薬の一種）の持続静注（0.3 mg/d）を開始した。痛みが増強した際には注射薬の早送りで対応してもらうよう看護師と打ち合わせておいた。オピオイドの効果も確認しておきたかったので，何度か様子を見に行ったが，2時間後には痛みが少し和らいでウトウトし始められた。そのままウトウトしながら夜を迎えられ，深い眠りではないが，朝まで眠ることができた。血圧は60台で推移した。

翌日（D26）は，主治医とご家族とで相談され，病状の回復が期待できず，これ以上の積極的な治療は見合わせるとの治療方針となり，残された時間を少しでも家族と共に過ごせるようにと集中治療室から一般病棟に移られた。私が訪室したときには，声かけに反応はあるがウトウトしておられ，時に言葉も発せられるが聞き取れないような状況であった。今まであまり眠れていなかった影響もあると思われ，血圧も60台を保っていたので，オピオイドはそのままの量で様子を見ることとした。

夕方からは覚醒度が上がり，痛みは治まってきたと言われるが，再び「殺してくれ」と繰り返される状況であった。その夜は，妻がほとんど眠らずに懸命に介護されていたとのことであった。

■ 「殺してくれ」の背後にある思い

その翌日（D27），私がお会いし始めて3日目になるが，訪室すると，妻は前夜，ほとんど徹夜で看病されていたためか，ベッドサイドに置かれた簡易ベッドでぐっすりと休まれていた。本人はしっかり覚醒していて，挨拶をすると，やはり「殺してくれ」と繰り返し言われた。しばらく聞いていると，

おもむろに次のような話をされた。

　　「一度死んで戻ってきた。だから早く殺してほしい。今，なんでこう
　　なっているかはわからないけど，一度死んだ。どんな感じだったかもよ
　　くわかる」「どんな感じでした？」「普通の感じ。今と同じ。ロウに入れ
　　て燃やされているけど，とても熱いはずなのに，ぜんぜん熱くない。今
　　と一緒の感じ」「ロウというと？」「死んだあと燃やすでしょう」「ロウで
　　燃やされる？……棺桶ですか？」「そう。それそれ。その時にそのまま死
　　んでいればよかった。後悔している」「自分で選べるんですか？」「そう。
　　戻ってきたいと思った。でも戻らなければよかった。こんなこと言って
　　も誰にも信じてもらえない。信じてくれます？」「集中治療室や無菌室で
　　大変な経験をされたかたから，同じような経験をうかがったことはあり
　　ます」「そう。やっぱりね。救急車で運ばれていくときも，全部自分には
　　見えていた」「周りからは意識がないように見えても，自分ではわかって
　　いたということですか？」「そう。だから早く殺してほしい」「お薬で早
　　めたりすることはできませんが，なるべくしんどくないように工夫させ
　　てもらいます」。うなずかれる。

　「殺してくれ」という言葉の背後に「一度死んで戻ってきた」という体験が
あることがわかってきた。最初は「ロウ」というのがわからなくて，何度か
聞き直して「棺桶」のことであることがわかった。非常に大切な体験を語っ
ておられると感じ取ったので，細部までできるだけ理解しておきたいと思っ
て尋ねたのである。誰にも言えずに一人で抱えておられたが，棺桶で燃やさ
れるという圧倒的な体験に意識が凌駕されていることが「殺してくれ」とい
う言葉の中核にあるのではないかと思われた。
　この一種の臨死体験ともいえるような話を聞きながら，筆者には同様の体
験をうかがったことが思い出されていた。なかでも最も印象的であった白血
病の患者の体験については拙著（岸本, 1999）に記している。だから「信じて
くれます？」との言葉には，実感を込めて「集中治療室や無菌室で大変な経
験をされたかたから，同じような経験をうかがったことはあります」と答え

ることができた。そして，その言葉は阪井さんに届いたという感触が残った。

■ ベクトルの反転

D28。訪室すると，「やっぱりしんどいね。痛みはあまりない」と言われるが，表情は穏やかで，昨日までのような切迫感や焦燥感は見られない。朝方は口腔ケアをしてくれる看護師に「チューしようか」と冗談を言えるほど，気持ちに余裕が見られたとのことであった。血圧はやや持ち直して 70 前後で推移。

D29。訪室して，「調子はいかがですか？」と尋ねると，最初に妻が口を開かれる。「昨日は痒みで眠れませんでした。気分転換にテレビをつけてみたりもしましたが。体がカッカしてきて，痒かったみたいです」。本人に「痒みが強かったですか」と聞くと「はい」と。「今は？」「今は治っています」「夜眠れるようにお薬を用意しておきましょうか？」「はいお願いします」「下痢も続いているようですので，そちらのほうの治療も，D 先生と相談して始めていますので」「はい。ありがとうございます」。

前夜は黄疸が進行したことによると思われる痒みであまり眠れなかったようだが，こちらの問いには丁寧に答えられ，切迫した様子は見られず，焦りも和らいでいるようで，落ち着いておられるようであった。看護記録を見ると，妻に対しては歩けないつらさを訴えたり，妻の言葉に「イライラするー，腹たつー，殺そうと思ってんのちゃうか」と当たり散らされたりすることもあるようだが，本来の阪井さんに戻られた感じで，元気も出てきたと受けとめておられるようだった。何よりも，「殺してくれ」と言っておられた方が，「殺そうと思ってんのちゃうか」と当たり散らすのだから，命のベクトルの方向が死から生へと反転していることがうかがわれた。

その夜から徐々に血圧が低下し，意識レベルも低下。D30 の昼前に亡くなられた。医学的に見れば，無尿が続いており，血圧も低くて透析もできなかったため，急性腎不全の悪化が直接の死因と説明されるのだろうが，「殺してくれ」と切迫した様子で訴えることはなくなり，その夜は妻や娘さん，看護師に，(IVC 症候群のため) 腫れ上がった腹部や下肢をさすってもらっていたとのことであった。

■ 灯滅せんとして光を増す

病歴をたどるだけでも強い苦痛を感じておられることは予想されていたが，挨拶するなり，視線をそらすことなく「殺してくれ」と繰り返し嘆願される勢いに圧倒された。ご本人との関係性もまだできておらず，話を聞きながら，まずは疼痛コントロールを行いつつ，関係を作っていくことにした。

フェンタニルを開始して疼痛は軽快したが，「殺してくれ」という訴えは続き，痛みは和らいでも苦痛は軽減していないという状態であった。転機となったのは，「一度死んで戻ってきた」という体験を聞かせてもらい，「同じような経験をうかがったことはあります」と，患者の体験を保証したことにあると思われた。それ以後は強い焦燥感は和らぎ，イライラや不満を吐き出されるようになった。我を忘れて「殺してくれ」と叫び続けるような状況から，気持ちに多少のゆとりもできて，周囲のこともいろいろと目に入るようになり，自分を取り戻されたともいえる。最期，看護師に冗談を言えたり，妻にイライラをぶつけたり，歩けないつらさを訴えるなど，ろうそくの灯火がまさに消えようとするときに一瞬明るさを増すかのように，死の直前に生のエネルギーを発出して，最期を迎えられたのではないかと思う。

エビデンスは免罪符ではない──Watch with me

◆ 耐えがたい苦痛

阪井さんは，大量の昇圧剤を使って血圧は 50 から 70 台，急性腎不全も悪化して，予後的には数日と判断される状況で紹介された。オピオイドを開始し，痛みは和らいだが，「殺してくれ」と繰り返されることは続いていた。この時点で，エビデンスに基づくアプローチは，どのような方法を提供するのであろうか。

阪井さんの「殺してくれ」という訴えは，現在の緩和医療では「耐えがたい苦痛」とカテゴライズされ，「鎮静」が提案される可能性がある。鎮静にもいろいろな方法があるが，最終的な手段としては，「深い持続的鎮静」（continuous deep sedation：CDS）と呼ばれる方法がとられる。これは患者の苦痛緩和を目的として，言語的・非言語的コミュニケーションができないような深い意識の低下をもたらす鎮静を持続的に（患者が亡くなるまで）行うことである。

　CDS の施行頻度は，内外の研究をもとに，全患者の 20～35％ と見積もられている（日本緩和医療学会，2010）。さらに，CDS は生命予後を短縮させることはなさそうなので，鎮静は緩和ケアの重要な選択肢である，との主張もなされるようになっている（Maeda et al., 2016）。

　国内のホスピスにおける調査では，終末期における CDS の割合は，33 施設（41％）で 10％ 未満，43 施設（53％）で 10～50％，5 施設（6.2％）では 50％ を超えていて（Morita, 2004），施設により著しく異なる。苦痛緩和のために鎮静を積極的に行うべきとの意見もある（濱口，2017）が，安易に鎮静が行われているのではないかとの懸念から，「鎮静を緩和ケアの手段として正当化することは間違いである」との主張もなされている（大岩・鈴木，2014）。そもそも，施設間で CDS の施行率にこれほどのばらつきがあること自体，「通常の医学で無視できる限度を超えている」（大岩，2017）のであり，CDS を標準化することが正しい方向性とはいえないことを示しているように思われる。

　さらに，安楽死との異同も問題になっている。安楽死が合法とされるオランダでは，それまで増加傾向にあった安楽死の割合が，2001 年の 2.6％ をピークに 2005 年には 1.7％ に減少し，安楽死の依頼件数も減っているとのことだが，それと反比例して「持続的な深い鎮静」の割合が，2001 年の 5.6％ から 2005 年の 8.2％ に増えており，安楽死や自殺幇助に代わって「鎮静」が導入されたのではないかと指摘されている（小林，2011）。医療と生命倫理に詳しい哲学者の小林亜津子は，「死に至るまでの意識消失を伴うこの「精神的な安楽死」は，緩和ケアの理念とも相容れない性格を持っている」(小林，2011) として，緩和医療における終末期鎮静に対して反対の声を上げている。

　筆者個人の意見をいえば，ホスピスで深い持続的鎮静（CDS）を受けて最期を迎えられる患者の割合が，3 人に 1 人というのは多いと思う。薬だけで

症状をコントロールしようとせず，丁寧に話を聞いて薬の効果が最大限発揮
できるように関わっていれば，３人に１人の割合で深い持続的鎮静が必要と
いう事態にはならないのではないか。少なくとも筆者の臨床感覚からは，深
い持続的鎮静が平均３割という数値は予想外の高さであった。

　筆者自身は，腫瘍による中枢性の気道閉塞や肺梗塞などによる急激な呼吸
不全の悪化など，限られたケースで考慮することはあるが，その場合でも患
者家族と十分に話し合う。鎮静を推し進める立場からは，患者に無用な苦し
みを体験させているのではないかとの反論もあるだろう。本章ではこの問題
について，『苦痛緩和のための鎮静に関するガイドライン』(日本緩和医療学会，
2005) の作成責任者であった森田が最近上梓した著書 (森田，2017) を取り
上げ，検討を加えることとする。

◆ 鎮静の定義

　森田によると，鎮静の定義は，「大筋では各国共通」で，「患者の苦痛緩和
を目的として患者の意識を低下させる薬剤を投与すること」とされる，との
ことである[39]。

　投与期間に関しては，「持続的鎮静」と「間欠的鎮静」がある。「持続的鎮
静」は，中止時期をあらかじめ定めずに，(亡くなるまで) 意識の低下を継続
して維持する鎮静であり，「間欠的鎮静」は，一定期間投与した後に薬剤を中
止・減量して，意識の低下しない時期を確保する鎮静である。

　鎮静の深さに関しては，「深い鎮静」と「浅い鎮静」がある。前者は言語
的，非言語的コミュニケーションができないような，深い意識の低下をもた
らす鎮静であり，後者は言語的・非言語的コミュニケーションができる程度
の軽度の意識の低下をもたらす鎮静である。本章で論じるのは，終末期に行
われる「深い持続的鎮静」である。

＊39　日本のガイドラインでは二次的鎮静，副次的鎮静も含めるが，森田は国際的な議論
　　に従って，副次的鎮静は鎮静に含めないとの立場をとっている。本書でもこれに倣う。
　　というのも，たとえば痛みをとるためにモルヒネを投与していて傾眠になっている場
　　合と，苦痛をとることを目的に鎮静剤を使用することは，区別して考えるべきだと思
　　うからである。

◆ 倫理原則

　まず，深い持続的鎮静の倫理的側面について，森田（2017）の考え方を見ておこう。森田がその著書で論じている倫理原則の基本的な骨格は，臨床倫理・死生学に取り組む哲学者，清水哲郎[*40]の寄与によるところが大きいと思われる。たとえば，清水の「倫理原則をどう捉えるか」（清水，2004a）という論文を見れば，森田は参考文献でも本文中でも清水への言及を一切していないが，森田が清水の考え方を，一点を除いて，ほぼそのまま踏襲していることがわかる。森田は第3章の冒頭で「私は生命倫理学の専門家ではないので，いくらか学問的に正確でないところがあるかもしれないがお許し願いたい」と断っているが，そのように謙虚な姿勢をとるのであればなおさら，清水に言及するのが学術的には真摯な態度といえるのではないか。そして，後で述べるように，倫理の専門家である清水が論じていて，「生命倫理学の専門家ではない」森田が踏襲しなかった（少なくとも私にはそのように見える）点に大きな問題が潜んでいると筆者は考える。

　医療行為を正当化する倫理原則として，森田の著書では，自律性，与益，無加害，正義・公平の四つの原則が挙げられている。鎮静においてはこれらの4原則が同時に成り立たないため，鎮静をめぐる議論では，特に初期においては，「二重効果の原則」がしばしば用いられたという。二重効果の原則とは，与益原則と無加害原則の間で起きる衝突に応えるために，「よい結果を目的とした行為であるが悪い結果を伴う可能性が予想されてもいる場合に，次のような条件の下で，これを倫理的に適切であり得ると認めるもの」（清水，2004a）である。

　（1）　行為自体が道徳的である。
　（2）　好ましい効果のみが意図されている。
　（3）　好ましい効果は好ましくない効果によってもたらされない。

＊40　清水は，『苦痛緩和のための鎮静に関するガイドライン』（日本緩和医療学会，2005）の作成委員でもあった。

(4)　好ましくない結果を許容できる相応の理由がある[*41]。

　二重効果の原則を用いることに対して，「意図は曖昧であり，基準になりえない」との反論がなされていた。森田は，（2）の「好ましい効果のみが意図されている」という文面における「意図」については，曖昧で議論が尽きず，根本的に解決できないため，「「明らかに生命の短縮が目的とされたと想定される」鎮静だけをクロとする」との立場をとる。たとえば，苦痛緩和を目的として施行した鎮静について，生命の短縮を意図していなかったが結果的に生命を短縮した場合と，生命が短くなることを想定しつつ苦痛緩和のために鎮静をした場合と，実際には区別することは難しい，なぜなら，後者であっても前者のようにいうことは可能であり，結局は言い方の問題に帰着するからである，と森田はいう。そこで，意図の問題は脇に置き，最初から鎮静剤を致死量投与するような極端な場合だけを「クロ」とみなすという立場をとるのである。

　さらに（3）については，「好ましくない効果」として意識の低下と生命の短縮の二つが考えられるが，前者についても，意図の問題と絡めて「言い方次第」であり，後者については，エビデンス（後述）が「鎮静は生命予後を（少なくとも極端には）短縮しない」ことを実証的に示しつつある（ため問題ない），としている。そのうえで森田は，「鎮静の倫理的議論においては，意図を重視する倫理原則での説明が現実にそぐわないことが多い」ことから，「相応性原則が鎮静の根本原則である」との立場を表明している。

---

*41　原則（4）は，単独で「相応性原則」と呼ばれる。清水（2004a）の論文では，四つの条件は以下のように記されている。
①行為自体が倫理的に不適切であってはならない。
②良い結果のみが意図されており，悪い結果の可能性はただ予想され，許容されているのみでなければならない。
③悪い結果を介して良い結果をもたらすものであってはならない。
④悪い結果が予想されるにもかかわらず，行為を行うことを選択するに足るだけの理由（良い結果の見込み）がなければならない。
　比較してみると森田の挙げる4条件では，語句が微妙に変更されていることがわかる。

◆ 原則論・手順論・物語論

　倫理原則に配慮した森田のスタンスは，医療者が安心して鎮静を行う拠り
どころを提供してくれるものと感じられるかもしれない。しかし，以下の理
由から，鎮静の倫理的議論において相応性原則を根本原則とするとの立場に
立つことは，医療倫理における歴史的展開に照らすと，危ういものであると
筆者は考える。

　医療倫理において，原則に基づいて問題点を整理したり推論を行う方法は
「原則論」と呼ばれる（宮坂，2005）[*42] が，原則論と医療の実践との間にはか
なりの距離がある。そもそも，鎮静に限らず，多くの医療行為において，与
益と無加害[*43] は表裏一体となっていて，厳密に考えるほど両立が難しくなる
からである。

　このような事情を背景として，医療倫理においては「手順論」と呼ばれる
考え方が生まれてきた。抽象的で医療の実践からは乖離した原則論を，臨床
の現場に引き戻して考えていくための手順を考えようとするのである。医学
的観点の盲点となりがちな，無危害原則と恩恵原則以外の原則にも目を配り，
ある程度の具体性に言及した手順を定めるため，臨床倫理検討シートが開発
された。ジョンセンの4分割表がよく知られているが，清水らも独自に臨床
倫理検討シートを開発している。

　原則と手順があれば倫理的問題が解決するかといえばそう単純ではない。
原則論と手順論に欠けているものがあるからである。それは，無危害原則で
いえば，「この患者」にとって危害とは何か，という，「固有の名前を持ち，
固有の人生を生きてきた人」への視点である（宮坂，2005）。こうして，原則
論や手順論を患者の人生の文脈に置き換えて考えることを強調する「物語論」

　[*42]　原則論も一枚岩ではない。たとえば，ヨーロッパと米国では4原則の中身が異なる。
　　　米国型では「自律尊重，無危害，恩恵，正義」，欧州型では「自律，尊厳，不可侵性，
　　　弱さ」の4原則が柱となっている（ここでは宮坂の訳語を用いている）。さらに両者
　　　で共通に見られる「自律」も，その中身も異なるという（宮坂，2005）。森田が挙げ
　　　ているのは米国型の4原則である。原則論といっても，文化の影響を免れることは難
　　　しいのが現状なのである。
　[*43]　宮坂の訳では「恩恵」と「無危害」。

の考え方が，医療倫理においても注目されるようになってきている（宮坂，2005；清水，2004b；Charon, 2006）。

◆ 矛盾を抱える

　医療倫理におけるこのような歴史的展開を鑑みたとき，原則論の限界を乗り越えるために，手順論，物語論へと視野を広げていくという道筋も当然考えられたはずである。独自に臨床倫理シートを開発し，物語論（清水，2004b）についても論じている清水が，ガイドラインの作成委員に加わっていたことを考えれば，なおさらその感を強く持つ。ところが，鎮静ガイドラインの作成においてはその道筋はたどらず，二重効果の原則のなかの一つの項目にすぎない，「相応性原則」を強調するという道が選ばれた。

　そもそも生命倫理学という分野は，医者と科学者の悪行に対する応答として，1960年代に生じてきた（Charon, 2006）。医者患者関係は敵対的であるという前提から出発し，患者が自分自身を守るために原則論が生じてきたのである。ここで，森田のいうように原則論を手放して相応性の原理を根本に据えることは，患者が自分自身を守る原則を手放すことにならないだろうか。

　森田（2017）は，「相応性原則が鎮静の根本原則である」と強調しているが，このスタンスは，医療倫理的に見てかなり危うい点を含んでいると言わざるを得ない。清水がこの危うさを明確に意識していたことは次の論述からも明らかである。

　　　「相応性論は二重結果*44論の第4条件だけを単独で立てる立場であると言って済ますことができるかもしれない。だが，実は他の条件を切り捨てることに伴って，相応性論にあっては第4条件の実質が二重結果論のそれとは大分変わってきていると言うべきである。つまり，相応性論を整合的に主張するためには，単に，治療の選択肢を単独で取り出して，それがこの要件を満たしているかどうかを判定するという手順では済まないのである。二重結果論においては，第4条件に加えて他の3条件に

---

*44　清水は double effect を，「二重結果」と訳している。

よって限定していたところの相当部分を，第4条件の内容を豊かにすることによって補わなければならないからである」（清水，2004a）

　さらに清水は，「相応性条件一本槍で適不適を判別しようという場合には，この第4条件による適不適の判別力を高めないと，なんでもありという結果となってしまう」（清水，2004a）と述べており，相応性の原理を単独で根拠とするとの立場は，「なんでもあり」という結果を招く危険があることを見抜いている。森田はこの点については，清水から踏襲しなかったように見える。森田の著書では，「第4条件の内容を豊かにする」努力をしているようには見えないからである。

　鎮静の倫理的側面に配慮するのであれば，原則論，手順論，物語論の少なくとも三つの分野に，均等に目を注ぐべきではなかろうか。宮坂（2005）は，この「三系統の方法論」は，「お互いにバラバラにとらえるべきではなく，相互に関連し合うものとして考えるべきである」と述べると同時に，「倫理原則を軽んじることがないよう強調しておきたい」と述べている。筆者も同感である。原則論における矛盾をそのまま矛盾として抱え，手順論によって医療従事者の作業手順の文脈に置き，また物語論によって患者の人生の文脈に置いたうえで決定を行っていく，というスタンスこそ根本原則に据えるべきであり，相応性原則を鎮静の根本原則に据えるという態度は，鎮静を擁護し正当化する（ことによって医療者を守る）ことに重きが置かれているように思われる。

◆ 倫理原則は誰のために

　二重効果の原則に関して，「「明らかに生命の短縮が目的とされたと想定される」鎮静だけをクロとする[*45]」，「鎮静は生命予後を（少なくとも極端には）短縮しない」ことが実証的に示されつつある，といった森田の議論は，患者のためというよりは，医療者自身を守る，という観点から進められているように見える。

---

*45　「疑わしきは罰せられない」と言い換えることもできるだろう。

ナラティブ・メディスンを創始したリタ・シャロン (Rita Charon) は，「物語は生命倫理の枠組みを変える」と述べて，物語倫理を提唱している。シャロンは「もし倫理学が医療を敵対的なプロセスとしてではなく，脆弱性と信頼に直面した者たちが全力で間主観的な関わりを育もうとする進行中のプロセスであると認識するなら，その実践はどうなるだろうか」(Charon, 2006) と問いかけ，次のように答えている。

　　「このような倫理を実践するには，実践する者が……自分自身を治療手段として提供する準備ができていなければならない。倫理家は臨床状況の中に入って，進んでそのプロセスの苦難を経験しなければならない。もし，別のタイプ（原則主義）の倫理家が患者の苦悩をカンファレンスルームという安全な場所で聞き，行うべき適切な行為についてはるかかなたから判断することでその義務を果たす者だとすれば，物語的生命倫理家は患者に寄り添って座り，苦しんでいる患者のほうに体を傾け，相手の語りによって病の出来事を理解する機会として，自分自身を提供しなければならない。この倫理家は，患者の個別の苦悩を内に納めて抱え，その状況に関する他の観点を求め，その中でこれらの異なった視点が混ざり合って平衡へといたるような容器 (flask) になることで自分の仕事を実践する。すべてが解消するわけではなく，それゆえ，解決はこの倫理学が求める唯一の最終地点ではない。その代わりに，語られたことすべて，聞かれたことすべての緊張とともに生きることを選び，それが沈殿して落ち着くのをともに見守る。物語的生命倫理を実践する者は，他者の苦悩に善意と勇気をもってかかわることで，自分自身も変容させられるということを確信している。それに引き続いて起こる革命的な物語は，物語によって変化しないものは何もないというそれ自身の真理を，今一度身をもって示すのである」(Charon, 2006)

　森田 (2017) は第 6 章として，「現象学の考え方」という 5 頁の短い章を設け，「耐えがたい苦痛」に対する医療者側の意識の向け方の影響を指摘している。「眠っても苦痛を和らげることを選択肢とする」か，「亡くなる前に一

定の苦痛があるのは当然」と考えるかによって，患者の表現が変わってくるのではないかと述べている。このような二者択一の問いの立て方は，医療者を鎮静へ誘導する効果を持っている。

この二つの選択肢以外にも，第三，第四の道はある。「殺してくれ」と繰り返される阪井さんを前にして私は何も言えなかったが，「亡くなる前に一定の苦痛があるのは当然」などとは決して思っていなかった。シャロンの言葉を借りれば，「個別の苦悩を内に納めて抱え，その状況に関する他の観点を求め，その中でこれらの異なった視点が混ざり合って平衡へといたるような容器になる」ように，その苦しみを聞こうとした。

森田（2017）は第6章を，鎮静には慎重な立場を取る人たちに対して，そのようなスタンスが患者の苦しみを増しているのではないか，と警告するつもりで書いたように読める。しかし，同書の最後に森田が自身の考えを披露しているのを見ると，その正直な姿勢には共感を覚えるが，同じような警告を森田自身に返したくなる。

森田自身は，「深い持続的鎮静は筆者にとっては自殺や自殺幇助よりは好ましい選択であって，医学的管理のもとにあるので，しっかりと鎮痛・鎮静さえ医師がしてくれれば，苦しさを感じないようにしてもらえるはずである。……安楽死も医師により管理されており，死亡直前の苦痛はないとみなされる点で有望な選択肢である。……しかし現行法上難しそうだし……」（森田，2017）と述べて，安楽死が法律で認められていない現在の日本では，深い持続的鎮静が好ましい選択であるとの見解を示している。森田の個人的な価値観は尊重する。しかし，安楽死を望ましいと考える森田自身の態度が，研究のデザインからデータの解釈，臨床実践においても影響を与え，鎮静をめぐる議論を一面的なものにしている可能性もあると思う。

◆ 患者・家族にとってのエビデンス

森田は，「鎮静は生命予後を短くしない」という自らの研究グループによる「エビデンス」（Maeda et al., 2016）の結果を，繰り返し強調している。この研究は，日本の58施設の患者1,827名を対象とするもので，269名（15%）が深い持続的鎮静を受けていた。傾向スコアマッチングによる比較では，鎮

静を受けた患者の生命予後は 22 日（95% 信頼区間，21〜24 日），鎮静を受けなかった患者の生命予後は 26 日（95% 信頼区間，24〜27 日）で，有意差を認めないというものであった[46]。

　日数だけ見ると，鎮静を受けた群のほうが，生命予後が 4 日短縮しているように見える。統計的には有意差がないとのことで，「鎮静は生命予後を縮めない」ことの確実性が高くなったと森田は主張している。しかし，4 日間の差を有意差として検出するために必要なサンプルサイズを，ラカトシュ（Lakatos, 1988）の方法を用いて，標準治療（鎮静をしない群）の生存期間中央値を 26 日（0.87 カ月），治療群（鎮静群）の生存期間中央値を 22 日（0.73 カ月），追跡期間を 6 カ月，α（第 1 種過誤の確率）を 0.05，β（第 2 種過誤の確率）を 0.2，検定方法を log-rank test，両側検定として検討すると，各群で 514 例と算出される[47]。第 2 種過誤とは，母集団に差がある場合に，差がないとの結論を出す確率であり，$1-\beta$ が検出力と呼ばれる。80% の検出力を出すためには，各群で 514 例が必要となることになる（前田らの研究では 269 名）。ちなみに，50% の検出力で各群 252 例，60% の検出力では各群 321 例が必要と計算される。

　前田ら（Maeda et al., 2016）の研究の結果の検出力は 50% 強に相当するサンプルサイズであり，有意差が認められなかったのは，検出力が足りなかった可能性を否定できないのではないか。鎮静に慎重な立場であれば，有意差は認められなかったが，生存率には 4 日間の短縮が認められたサンプルサイズが小さくて，検出力が足りなかった可能性がある，と解釈するだろう。サンプルサイズを考慮に入れて慎重に解釈をするのが，科学的には妥当な立場となるのではなかろうか。

　仮に，鎮静群の生存期間中央値が 20 日（6 日間の短縮）と仮定した場合，80% の検出力に必要なサンプルサイズは 233 例となるので，鎮静により 6 日以上の生存期間が短縮するのであれば，80% 以上の確率で，前田らの結果では有意差が出ることになる（同様に 5 日間の短縮には 336 例が必要）。し

---

[46] この日数は緩和医療介入期間であって，鎮静の日数ではない。詳しくは後述する。

[47] 算出にはウェブアプリ（http://nshi.jp/contents/js/twosurvmst/）を用いた（2017 年 9 月 1 日確認）。

第7章　「耐えがたい苦痛」を聞く　*155*

たがって，前田らの結果からは，鎮静により生命予後が6日以上短縮される
可能性は低い，ということはいえるかもしれない。

　しかしながら，そもそも，深い持続的鎮静は予後2，3週以内の患者が適
用基準となっているのだから，予後への影響が6日以上に及ぶような鎮静剤
の投与の仕方をしているとすれば，それこそ明らかな「クロ」であろう。6
日間の短縮は，たとえば，予後1週間と見立てた患者が翌日亡くなるくらい
の影響である。少なくとも，そのような極端なやり方はなされていないにし
ても，4日間の短縮の可能性については否定はできない。4日を長いと見る
かほとんど差がないと見るかは，患者家族の，そして医療者の価値観に拠る
ところが大きく一概にはいえないが，いずれにしても，前田らの結果から「深
い持続的鎮静によって生命予後は短縮しない」と結論するのは，勇み足では
ないだろうか。

　前田らの研究では，対象患者の療養環境は，緩和ケア病棟，緩和ケアチー
ム，在宅療養の三種類であり，それぞれ，緩和ケア病棟入棟日，緩和ケアチー
ム紹介日，訪問開始日が開始地点となっていて，そこからの予後を調べてい
るが，鎮静がどのくらいの期間なされたのかについてのデータは，示されて
いない。

　森田は，鎮静を受けた後の家族の思いを調査した結果についても述べてい
る（Morita et al., 2004）。それを見ると，鎮静に満足していると答えた家族
が79%だったというが，裏を返せば，5人に1人は複雑な気持ちを抱いた
まま（どちらとも言えないが16%，不満足が5%）であることが察せられる。
約半数（49%）が話ができなくなることがつらかったと述べ，3人に1人以
上（38%）は病状の変化に気持ちがついていかなかったと答え，4人に1人
（25%）は決める責任を負うことが重荷だった，自分にはまだできることが
あると思っていた。5人に1人（21%）は，寿命が短くなったと思った，家
族全員で話し合う機会が持てなかった，一番良いことをしている自信が持て
なかったと回答している。ほかに，意識がなく眠っている状態には尊厳がな
い（14%），医師や看護師に気持ちを汲み取ってほしかった（14%），そばに
いることに意味を見出すのが難しかった（11%）などの結果であったという。

　事前に鎮静についてどれほど十分に話し合ったとしても，話ができなくな

るつらさは消せるものではない。しかし，これらの結果を見ていると，特に，家族が決める責任を負ったり，家族全員で話し合う機会が持てなかったり，自分にはまだできることがあると思っていたり，といった回答が少なからぬ割合に認められるのを見ると，鎮静の提案が医療者主導で行われていることが懸念される。あるいは生命予後についても，いくらエビデンスが「鎮静は生命予後を短くしない」ことを示したとしても，5人に1人の家族がそう感じたのであれば，エビデンスを免罪符にするのではなく，十分に話し合い，本当に持続的鎮静以外の方法がないのかと，問い続ける必要があるのではないか。深い持続的鎮静は，耐えがたい苦痛を和らげてくれる伝家の宝刀ではなく，新たな苦痛を生み出しかねない諸刃の剣である。

◆ 量の違いは薬の性質を変える

鎮静で一般的に用いられているミダゾラムの使用法について，森田（2017）は，「いったん「これは持続的深い鎮静か」という議論を横に置いて，ミダゾラムを使用する投与方法（プロトコール）を固定し，プロトコールで介入を定義する」との考えを提案している。細かな議論はせずに，標準化を推し進めようというわけである。しかし，ミダゾラムの使用については，鎮静の深さ以前に考えておくべき問題がある。

森田（2017）はプロローグのなかで，「ミダゾラムを追加する行為を鎮静と呼ぶか症状緩和と呼ぶかは，医師の「意図」（主張といってもよい）によって違っているにすぎないように見える」と述べ，この意図の問題は二重効果の原則にかかる議論のところでも取り上げられ，相応性の原則を根本原則と据えるという考え方の基盤としている。しかしながら，ミダゾラムの投与を一律に鎮静とひとくくりにしてしまうことは問題だと考える。

ミダゾラムはベンゾジアゼピン系薬剤の一つであり，中枢神経系のベンゾジアゼピン受容体に結合して，抑制系の GABA 受容体と相互作用し，GABAと GABA 受容体の親和性を向上させて神経細胞の興奮性を鎮めることで，鎮静効果と抗痙攣作用を発揮する。ベンゾジアゼピン系の抗不安薬と同じ作用機序で効果を発揮する。

抗不安作用を期待してベンゾジアゼピン系の抗不安薬を投与する場合，鎮

静とはいわない。副作用で眠気が生じることはあるが、その場合は減量したり他の薬に変えたりするなどして対応する。もちろん、投与量を増やせば鎮静作用も発揮されるが、だからといって、ベンゾジアゼピン系の抗不安薬を投与しても、鎮静を行っているとはいわない。量の違いが薬の性質を変えるのであれば、投与量を問題にしなければならない。よく知られているように、アセチルサリチル酸は少量では抗血小板作用を、通常量では抗炎症作用や解熱作用を発揮する。だからこそ、目的に応じて用量を変えて、使用するのである。

　作用機序を考えれば、ベンゾジアゼピン系の薬物であるミダゾラムは、少量では意識を低下させることなく抗不安作用を発揮し、高用量になると鎮静作用を発揮する、と考えることは不自然なことではない。森田も、深い持続的鎮静の前に少量のミダゾラムの追加を提案している。内服が難しくなってきた患者に抗不安作用を期待して、ミダゾラムを少量投与することと、コミュニケーションが取れなくなるまで意識を低下させる目的で、ミダゾラムを投与することとは、一定程度区別可能であるし、区別する必要があるのではないだろうか。

　筆者の経験では、ミダゾラムの持続投与の用量が0.5 mg/hr以下であれば、意識をほとんど低下させることなく抗不安作用を期待できる。一方、1.0 mg/hrを超えてくると、意識を低下させる作用が目立ってくる。森田も、呼吸苦やせん妄に対して、深い持続的鎮静を行う前にミダゾラムの少量投与を行うことを考慮しているが、医師の意図ではなくミダゾラムの投与方法に注目すれば「段階的な鎮静ということになる」との立場をとっている。しかしこれでは、安定剤の服用を鎮静と位置づけるようなことになってしまう。

　抗不安作用を期待して投与するのであれば、眠気が強くならないよう減量して調節をしていくことになるし、逆に鎮静を意図するのであれば、意識が下がるところまで増量することになるわけだから、抗不安作用を期待したミダゾラムの少量投与と、意識レベルの低下（鎮静）を目的とするミダゾラムの持続投与とは区別可能だし、区別すべきだと考える[48]。

＊48　松田も「呼吸困難の緩和」を目的と使用する場合と「鎮静」を意図して使用する場合とは区別すべきとしており、呼吸困難に対する最大使用量として0.5 mg/hr程度との見解を示している（松田、2017）。

◆ 耐えがたい苦痛

　終末期の苦痛がなくならないとき，何が選択できるのか。この問いに対して答えるうえで，森田の視界には薬物療法しかないようである。しかし，この問題の中核には，「耐えがたい苦痛」をどう受けとめるかという問題があると思う。問題設定を過てば，それに対する答えをいくら見つけようとしても的外れとなる。「耐えがたい苦痛」とは，身体症状のみならず，患者の価値観，人間関係，自分の人生に対する思いなどが複雑にからみあった状態であり，一言で「耐えがたい苦痛」と命名して対象化し，それに対する対処法を標準化しようとすること自体が，かなり無理のある企てであるように思う。

　ここでは「耐えがたい苦痛」について，二つの問題を指摘しておきたいと思う。一つは，どのようにして患者の苦痛を「耐えがたい苦痛」と判断するのか，そしてそれをどう聞くか，である。たとえば阪井さんも，「もう眠ってもいいくらい耐え難いですか？」などと聞けば，「眠ってもいいからなんとかしてくれ」という答えが返ってくることは十分予測された。しかし，これらの問いは，苦痛の内容を問うことなく鎮静へ誘導する。そのつらさを聞き続けることのなかにこそ，患者のつらさを本当の意味で和らげる道が開ける。聞き続けるという姿勢を保つことで，「一度死んで戻ってきた」という体験が苦痛の核にあることが明らかとなり，それを聞いてもらえたと感じることができたことが，苦痛を和らげることにつながったのである。

　精神科や心療内科を訪れる患者が，どれほど「死にたい」「殺してくれ」と繰り返されても，鎮静の適用にはならない。もちろん，薬が助けになるような病態では薬物も投与されるだろうが，話を聞くことが基本である。精神科や心療内科の患者と，終末期のがん患者とを同列に論じることができるかとの反論もあるかもしれないが，たとえ予後が限られていようとも，話を聞くことで鎮静以外の方法が見つかるのであれば，話の聞き方について考えていくべきであり，予後が短いから鎮静をしてもかまわないという短絡的な発想こそ，問題にすべきではないか。

　もう一つは，「耐えがたい苦痛」がどのように生じるかと考えるとき，STAS（第2章参照）に象徴されるような客観的な評価，標準的な症状コントロー

ルなどを取り入れたエビデンスに基づく緩和ケアが,「耐えがたい苦痛」を生み出している（というのが言い過ぎであれば，助長している）可能性があると感じている。大岩（2017）も，耐えがたい苦痛の発生要因として，がんの生物学的特性や，がん患者の個人的特性に加えて，緩和ケアのあり方を考えておかねばならないと主張している。

森田は,「緩和ケア先進施設ほど鎮静の施行率が高い（高かった?)」と述べているが，これも暗黙のうちに鎮静を勧める言い方になっている。しかし，もし終末期患者の3割程度が，深い持続的鎮静を必要とするような「耐えがたい苦痛」を体験しているとしたら，これらの「緩和ケア先進施設」が行っているエビデンスに基づくアプローチが,「耐えがたい苦痛」を生み出す背景になっている可能性はないだろうか。

エビデンスに基づくアプローチでは，本書でこれまで述べてきたように，プロセスへの視点，患者との関係性が，盲点となる。耐えがたい苦痛が生じてから深い持続的鎮静という最終手段で対処しようとするのではなく，大岩（2017）も強調しているように,「耐えがたい苦痛」が生じないような関わりを模索すべきではないだろうか。

◆ 私と共に目を覚ましていなさい

ソンダースの論文集を編集し翻訳した小森（2017b）によると，ソンダースは聖書から"Watch with me"（私と共に目を覚ましていなさい）をたびたび引用している（Saunders, 1965b）。その訳注のなかで小森は，新約聖書内の「マタイによる福音書」を紹介している。主イエスは逮捕される直前，ゲツセマネにやってきたとき，弟子たちに「私は死ぬばかりに悲しい。ここを離れず，私と共に目を覚ましていなさい」と言い残して，祈りを捧げに行かれるが，戻ってみると弟子たちは眠っていた。「誘惑に陥らぬよう，目を覚まして祈っていなさい」と伝えるが，二度目に戻ったときもやはり弟子たちは眠っていた。三度目も同じであった。

悲しみ悶えながら祈りを捧げるイエスと，少し離れたところで眠りに陥ってしまう弟子たち。弟子たちが眠ってしまうのは，イエスの悲しみや苦しみを直視するのが耐えられないからであろう。「耐えがたい苦痛」に対して鎮静

を提案する医療者は，はたして患者とともに目を覚ましているのだろうか。

ソンダース（Saunders, 1965b）は，「私と共に目を覚ましていなさい」という言葉は，「多くの異なるレベルでたくさんのことを伝えている」と述べ，それが私たちにとって大切だという。第一に，医療者の仕事は，「患者への敬意と患者の苦痛へのきめ細かな注意からもたらさなければならない。つまり，患者を本当によく観て，それがどんな種類の痛みなのか，どんな症状に似ているのかを学ぶこと，そしてそのような知識から最高の緩和方法を発見することである」。

「耐えがたい苦痛」とひとくくりにしてしまうのではなく，丁寧に症状を見ながら，これまでの経験と照らして，似ているところ違うところを見分けながら，緩和の方法を探していかねばならない。苦痛を前に眠ってしまわないためには，「苦痛共感的で残酷な目」（ボスナック, 2004）が必要である。ボスナックのいう「残酷」とは，「不完全さも，一つ一つの皮膚のしわも映し出すようなカメラの残酷さ」，「恐ろしいことでも真実を言うような子どもの残酷さ」，「自分の醜い姿に否応なく直面させるような残酷さ」である。苦痛を共感することのない残酷さは無益な責め苦にすぎないが，残酷さを持たない苦痛の共感は正確さを欠く。苦痛を前にして眠ってしまっては，何も見えなくなる。

さらにソンダースは，「私と共に目を覚ましていなさい」とは，「技術学習のすべて，つまり精神的苦悩と孤独を理解し，学んだことを皆に伝えていく試み以上のものである」と述べる。「私たちには，立ち止まらざるを得ず，実は無力なのだということを知る場所が必ずあるものだ」が，「たとえ自分達には絶対的に何もできないのだと感じたときでさえ，私たちはそこに留まる準備ができていなければならない」。そして「私と共に目を覚ましていなさい」は結局，ただ「そこにいること」である，という。物理的に患者のそばにいても「そこにいる」ことにはならない。「耐えがたい苦痛」を前にして，眠ってしまうことなく，いかに沈黙し，いかに話を聴き，いかにそこにいるか，ということを学んでいくことが大切であろう。

◆ 深い持続的鎮静は本当に苦しくないのか

森田は，「深い持続的鎮静に置かれている患者は，本当に苦痛をまったく感

じていないのか」という問いを提示している。疑問を追求していくこのような森田のスタンスには，共感を覚える。筆者も同じ問いを抱いているが，筆者にとってその発端は，学生時代に見た次のような夢にあった。医学生のときに，河合隼雄の『明恵　夢を生きる』を読み終えた後，夢が溢れてきたが，最初に見た夢は次のような夢であった（岸本，1999）。

> 池の畔。軍服姿の日本兵が紫色の衣装を纏った若い女性を，流れ作業方式で次々に池に投げ込んでいる。女性は両手両足を縛られており，口には布を詰め込まれている。女性が水中でもがき苦しんでいる場面となる。非常にリアルで，いつの間にか私はその溺れている女性となり，苦しんでいる所で目が覚める。

　鎮静剤を投与して最期を迎えてもらうというのは，女性の両手両足を縛り口に布を詰め込んで池に放り込むようなことにならないか，といつも自問してきた。実際のところはわからない。森田も「見た目ではほどほどの鎮静が得られているような場合でも，少数かもしれないけれど，人によっては苦しさの自覚があったり，鎮静を受けていても新たな不安や絶望感や恐怖を感じる人はいるかもしれない（絶対にいないとは言い切れない）──筆者は控えめにこの見解に合意したい」と述べている。

　終末期の苦痛には，がんの病状だけでなく，それまでのその人の生き方，そして死が迫ってきたときのその人の受けとめ方，とらえ方が大きく影響するように思う。だとすれば，たとえ予後が限られた状態であったとしても，話を聞くというスタンスをギリギリまで持ち続けたいと思う。また，仮に持続的鎮静を行うとしても，苦痛を和らげてくれる緩和的治療を行っているとみなすよりも，力になれなかったことを申し訳なく思い，さらに，鎮静が始まっても息が絶えるまで，意識があるときと同じように傍にいて話を聞いていくという姿勢を持ち続けたいと思う。

◆ 体験を保証することだけで強い焦燥感が和らぐか
　本章の最後に，現在の学会のスタンスを象徴していると感じられたエピ

ソードについて述べておきたい。本章で述べた阪井さんの事例を日本緩和医療学会の症例報告に投稿したが，不採択という結果であった。編集委員からのコメントは，「論じている内容についての主張，意義は十分に理解しております。しかし，論文（症例報告）では，採択できないと結論しました。本学会誌には，自分の考えや，臨床上の問題を述べる形式の原稿を受けつけておりません」というものであった。

学会誌上に「自分の考えや臨床上の問題」を提起して議論ができないのであれば，学会では一体何を議論するというのであろうか。学会のこのスタンスにまず驚いた。ニューズレターにはそのような原稿を受け付ける余地がある，と付言されていたが，筆者としては，実際に経験した症例から学んだことを症例報告として投稿したのであり，単なる思いつきや意見を述べているわけではない。生の語りを交えた実際の症例記録は，臨床で生じていることをリアルに伝えてくれる貴重な報告だが，それが学術的な研究とみなされず，単に「自分の考え」とみなされたことに落胆した。

この背景には，グリーンハル（Ggeenhalgh, 2015）が“rubbish EBM”と呼んで批判したような，エビデンスに対する過信と誤解があると思われる（この点については終章で述べる）。それが学会誌の方針ということであれば如何ともしがたいが，臨床上の問題が議論できないような学会には，学問的な発展は期待できないし，まして，研究結果を臨床に還元できるような洞察を得ることもできないのではないかと思う。

「臨床上の問題を述べる形式の原稿を受けつけておりません」という方針には，個人的にはまったく納得がいかないが，仮にそれを受け入れるとしても，納得がいかない点はまだある。それは，2名の査読者がいずれも，「一度死んで戻ってきた」という体験を保証するだけで，強い焦燥感が和らぐのだろうか，との疑問を呈していることである。投稿した論文の考察のなかで私は，以下のように述べた。

　　……転機となったのは「一度死んで戻ってきた」という体験を聞かせてもらい，〈同じような経験をうかがったことはあります〉と患者の体験を保証したことにあると思われた。それ以後は強い焦燥感は和らぎ，イ

ライラや不満を吐き出されるようになった。……その辛さを聞き続けることのなかにこそ，患者の辛さを本当の意味で和らげる道が開ける。聞き続けるという姿勢を保つことで，「一度死んで戻ってきた」という体験が苦痛の核にあることが明らかとなり，それを聞いてもらえたと感じることができたことが苦痛を和らげることにつながった。

　これに対して，査読者はそれぞれ，「「一度死んで戻ってきた」という体験を聞いて，患者の体験を保証することが転機となったとの記載があるが，保証することだけで強い焦燥感が和らぐのだろうか。疼痛が緩和されたことなどの複合的な要因があったようにも思われる」「緩和ケアチームが患者の体験を保証することが要因となって，「殺してくれ」と言わなくなったと推論されていますが，他に考えられる要因はないでしょうか。患者の体験を保証したことがどのような機序で患者の耐えがたい苦痛を緩和するに至ったのかの考察も不十分かと思います」と，いずれの査読者も患者の体験を保証するだけで強い焦燥感が和らぐことに疑問を投げかけている。
　話を聞くこと以外の「複合的な要因」があったことは必ずしも否定しないが，痛みが和らいでも「殺してくれ」という訴えは続いていたのだから，疼痛の緩和は焦燥感を和らげるうえで大きな役割を果たしていなかったことは明らかである。話を聞きながら，患者の表情が変わり，焦りが和らいで語りのトーンが変わる様を目の当たりにしたのだから，他の何よりも，患者の体験を保証したことが苦痛を緩和したとの確信が，筆者にはある。2名の査読者とも，聞くことに大きな力が宿っていることをご存知ないのであろうか。全身全霊を込めて患者の話を聞くという実践をされた経験があれば，聞くこと自体に大きな力があることは気づかれると思うのだが。彼らにはソンダースが「「トータルペイン」のほとんどは，鎮痛剤なしでも消すことができる」(Saunders, 1964) と述べていることの意味も，理解できないであろう。
　さらに問題と感じたのは，査読者の一人が，「さらに査読者として考えられた事は，仮にこの患者に鎮静を行っていたとしたら，それはこの患者にとって不適切な対応だったのだろうか。必ずしも読者の多くがそう思わない可能性もあるように思われる」とコメントをされていたことである。このコメン

トはまったく承服しがたい。鎮静は，患者や家族の希望や価値観も十分に考慮したうえで，慎重に行うべき医療処置であり，第三者が症状だけを聞いて提案すべきようなものではない。相応性原理を根本原則とするとの立場が，このような発想を生むのではないか。

　阪井さんのように，患者の話を聞くことで和らぐ可能性があるのであれば，ガイドラインの適用基準（他に苦痛緩和の手段がない）に照らしても，鎮静は適用にならないはずである。このようなケースに鎮静を行っても不適切ではないと，しかも「読者の多くがそう思わない」と査読者が考えていることは，ガイドラインが歯止めとなっておらず，鎮静を安易に考えていることを逆に裏づけるものであり，由々しき事態である。

　本章で示した事例は，通常であれば鎮静が考えられるようなケースであっても話を聞くことで症状が和らげられる可能性を示唆しており，鎮静の適用について警鐘を鳴らす事例として，その意義を認められてしかるべきだと思う。患者が苦痛を訴え，それに対処できなくなると，標準的な治療として（言い方を変えれば流れ作業のように）鎮静が導入される，という事態におちいっていることが懸念される。

　安楽死については，「どれほど厳密な条件や措置を装備したとしても，「安楽死」の不正な方向への拡大は防ぎきれないのではないかという不安も根強い。これを「滑り坂理論」といい，ドイツやスイスなどでは，「ダム決壊論」，「堤防決壊論」などとも呼ばれている」（小林，2010）とのことである。緩和医療学会の査読者がこのように考えているということは，緩和医療学会においても鎮静に対する堤防が決壊し始めているのではないかと，強い危惧を覚える。

　最近，仕事でも仕事以外でも，「ホスピスで亡くなった身内が，最期お薬で眠らされてしまいました」「ホスピスというのは，最期眠らせるところなのでしょうか」といった類の話を聞くことが増えてきた印象があるが，その背景にはこのような状況があるのではないかと思う。緩和医療学会は個人的な意見を述べる場ではないとのことなので，本章で筆者の見解について述べた次第である。

第8章　告知の衝撃と夢

■ 突然の知らせ

　薩摩さん（80代男性，仮名）は10年前に妻を病気で亡くされてから，訪問介護を受けながらひとり暮らしをしておられた。X年5月に，転倒して動けなくなっているところを発見され，近くの総合病院に搬送された。右の季肋部痛を訴えられ，精査の結果，胆管細胞がんと診断された。肝臓には多発転移を認め，ほぼ寝たきりの状態であった。抗がん剤に耐えられるだけの体力はないと判断され，子どもさんとも相談の結果，積極的な治療（抗がん剤治療）は見合わせて，栄養管理と症状緩和を中心に行っていくという方針となった。この時点で本人には告知はされていなかった。

　1カ月ほど経過して，緩和ケア病棟を有する（当時）私がいた病院の消化器内科に紹介され，転院してこられた。ご家族はしばらく経過を見た後，緩和ケア病棟での療養を希望しておられたが，緩和ケア病棟に入院するためには告知が必要との情報を入手され，主治医と相談する前に，家族の判断で本人にがんであることが告げられ，不安が強くなっているとのことで，緩和ケアチームに紹介されてきた。少し落ち着いたら緩和ケア病棟への転棟も相談したいとのことであった。

　早速病室にうかがうと，以下のように話された。

　　　「突然話を聞かれて驚かれたのではないですか？」「もう死ぬしかない

ですか？　もう死にますよね」「と言いますと？」「もうすぐ死ぬということですね？　家で死にたいです。家がいいです。地方の山の中から出てきました。負けたくない，と思いました。13のときにこちらに出てきました。私と兄が連れ子だと聞いたのは，小学校の4年生か5年生の頃だったと思います。それを聞いて居づらくなって，こちらに出てきました」「苦労されたんですね」「知り合いも頼れる人もいなかったので，牛乳屋に勤めて，朝3時半から草刈して。朝から夜まで働きました。月給60銭でした。もう80も過ぎましたから。子どもたちとも全部話しました。そういえば，変な夢を見ました。地獄に行ったり極楽に行ったりお化けが出てきたり。痛みはないです。妻は肺がんだったけど痛みは全然言いませんでした。10年前に亡くなりました。今は家で一人で仏壇にいるから，早く戻ってやりたい。便が出にくいです」

　診察では，左の臀部から大腿後面にかけて動かしたときに痛みがあるのと，便秘傾向であるほかは強い症状は認めなかった。後で紹介時に持参されたCTを見直すと，大臀筋内に造影される腫瘍を認め，転移による痛みと考えられた。食欲はあまりないようであった。
　13歳のときにこちらに出てきてから苦労されたことを溢れるように語られたのが印象に残った。心が危機的な状況から回復していくとき，語りは創像的水準から物語的水準を経て現実的水準に戻ってくる，と論じたことがあるが（岸本，1999），薩摩さんの溢れるように語られたライフストーリーは，物語水準の語りであると思われた。それゆえ，ご家族から病気のことを聞かされてショックを受けられた名残は感じられるが，いろいろ話をされるなかで，気持ちを収めていかれる力はあると思われた。また，夢のことも自発的に話されたので，印象の強い夢を見ておられることが推測された。

■ 溢れる夢
　翌日も夢のことが話題となった（日にちは，緩和チームが診察を始めてからの日数）。

第8章　告知の衝撃と夢　*167*

2日目：

　「今日はどうですか？」「あまり変わらない」「夜は眠れましたか？」「夢ばかり見ている。死んだ夢」「どんな感じの夢ですか？」「天国にいる。人がたくさん。星の数ほど人がいる」「怖いとか楽しいとか，どんな気持ちでしたか？」「流れ星が落ちるたびに子どもが生まれる。たくさんの友人と別れてしまう感じ」「寂しい感じですか？」「そうだね。近所の人たち。付き合いも長いから。妻の法事に行きたい」「いつですか？」「7月8日」

その後も夢は続いていた。

3日目：

　「もう死ぬしかないでしょう。家に帰りたい。ここにいてもどうしようもない。看護師さんもいろいろ。昨日はお腹も痛くて，便も出ていない」「痛みと便のことは相談しておきます。昨日は夢は見られました？」「（苦笑しつつ）見たよ。人がたくさんいて，喧嘩している。わいわいがやがや」

4日目：

　「今日はまし」「夜は眠れました？」「眠れない。夢を見ていた。死んだ人の夢」「お友だちとか？」「そう。16人死んだ。もうどうでもいい。明日死んでもいい」「まあ，誰もが通らなければならない道ですが，まだ少し時間はあると思いますよ。夜眠れるようにお薬とか考えましょうか？」「いや，癖になるからいい」「じゃあ，また夢を見たら聞かせてください」「わかりました」（手を握りながら，笑顔）「ほかに気になることは？」「便がすっきり出ていない」

少し落ち着いてこられた印象で，笑顔も少し出るようになっている。

8日目：

「いかがですか？」「少し休みがほしい」「と言いますと？」「家内の10周忌に向けて，いろいろ相談しておきたい。あまり時間もないし，どこまで決められるかわからないけど。お墓のこととか，いろいろ相談しておきたい。もう長くないのはわかっている。妻のときに治療で苦しむ姿も見てきたので，自然に最期を迎えたい」「夢は見られます？」「見てますよ」「どんな夢ですか？」「人がベッドサイドに立っている」「知っている人ですか？」「知らない人」「僕らに何か手伝えることはありますか？」「先生には（死亡）診断書を書いてもらわないとね」「それはもう少し先のことだと思いますよ」と言うと笑われる。

■ 夢は緩和医療の盲点である

このように，薩摩さんは連日のごとく夢を語られた。たとえば緩和医療学会において，夢が重要なテーマとして取り上げられることはほとんどない。夢は緩和医療の盲点であるといえる。しかし，後で述べるように，夢は荒唐無稽なものでも，取るに足らないものでもなく，患者にとって非常に重要な体験である。これを聞かずにスルーしてしまうのは非常にもったいない。薩摩さんのように自発的に夢を語られるかたはそれほど多くないかもしれないが，「夜眠れない」など睡眠が話題になったときに，さりげなく「夢でも見ておられますか？」と尋ねると，夢を語られる方の割合はぐんと増す。夢が語られるかどうかは，聞き手が夢に関心を持っているかどうかに影響される部分も大きいだろう。

それでは，夢はどのようなときに見やすいのだろうか。後で詳しく述べるが，近年の脳科学的な研究が明らかにするところによれば，夢は一種の感情体験であり，深く情動を揺さぶられるような体験をした後では，特に見やすくなる。災害などトラウマになるような体験をした後，悪夢が増えることはよく知られている。PTSD（心的外傷後ストレス障害）の診断基準にも反復する悪夢が挙げられている。

薩摩さんも，突然の病名告知を受け，一見変わりがないように見えても，

情動の深いところで激震が走ったのではないだろうか。単に「たくさん夢を見ている」と思って聞くのと,「夢が溢れてくるほど情動を深く揺さぶられている」と思って話を聞いていくのとでは,その後の治療関係が異なってくる。夢での体験にも目を配ることで,安心の基盤を固めていくことができる。このような配慮が,告知後の混乱を乗り越えていく支えとなるのである。

■ 夢の自己治癒力

悪夢とは,専門的にはうなされて目が覚めてしまうような夢のことをいうが,ここではもう少し広く,目が覚めてから思い出す嫌な夢,たとえば,強い恐怖感や不安感,荒廃感に襲われる夢,罪悪感,屈辱感に圧倒される夢,さらには,落ちる夢や火事の夢も含めておく。災害やトラウマ的な体験をした後にはこのような夢を見やすいことが知られている。悪夢はそれ自体苦痛であるし,睡眠の妨げとなり,日常生活への影響も懸念される。しかし,夢には情動を処理して心を収めていく働きがあり,悪夢でさえ自己治癒作用の表れのひとつとみなすことができると考えている研究者や臨床家もおり (Hartmann, 2011;ボスナック, 2004 など),いずれにしても,余分な解釈などせずに,丁寧に耳を傾けることが大切である。

夢に関するこのような知見を持っていたので,たとえば最初に「変な夢を見ました。地獄に行ったり,極楽に行ったり,お化けが出てきたり」と言われたときに,動揺することなく,しっかりとその体験を聞くことができた。2日目に,「夢ばかり見ている。死んだ夢」と言われても,夢は深い感情体験の一種であるとの知見を念頭に置きながら,夢の中でどんな体験をしているか知りたいと思って,「どんな感じの夢ですか?」と尋ねた。「天国にいる。人がたくさん。星の数ほど人がいる」との答えに,「怖いとか,楽しいとか,どんな気持ちでしたか?」と尋ねたのは,夢の中でどのような感情が優勢なのか確認しておきたいと思ってのことである。この夢では,怖さよりは寂しさのほうを感じておられるようであった。その翌日には,「喧嘩している」と,これまでの夢とは少し異なるイメージが出てきている。4日目は「16人死んだ。もうどうでもいい。明日死んでもいい」と,相変わらず死のイメージが見られているが,そう語る薩摩さんの表情は和らいでいて,笑顔も見られる

ようになった。

　臨床心理においては，「夢を扱うことに慎重になるべき」との意見もある。とはいえ，夢は見ようと思っても見られるものではなく，こちらが尋ねても尋ねなくても，見るときには見ているのである。特に悪夢を見た場合には，夢の体験を聞いてもらえるだけでも随分と心は落ち着くことを考えれば，睡眠について尋ねるなかで，さりげなく夢を見ているかと尋ねておくことは，侵襲性を最小限に抑えつつ，ケアの幅を広げてくれるアプローチといえるだろう。覚醒時の体験も，夢見における体験も，体験としては重さに変わりはないのだ。

■ 夢に女性が現れる

　11日目：
　（チームナース）「昨日は眠れました？」「うーん，初恋の夢を見た。小学校6年生のときの」「夢を見て，どんな気分でしたか？」「いいもんじゃないですよ。だって相手は小学校の音楽の先生で，スカートめくったら職員室の前に立たされたんだから」「それは現実にあったことなのですか？」「そう。今日は痛みは大丈夫です」

　最初の夢が語られてから10日が過ぎたが，「初恋」という，これまでとは異なるイメージが出てきた。死と関係のある夢が多かったのが，「初恋」という，生命エネルギーが湧き上がってくるようなイメージが，夢の中に現れてきた。ただし，薩摩さんにとってはいい夢ではなかったようで，スカートをめくって職員室の前に立たされたという，苦い思い出を喚起させるイメージでそれはあった。とはいえ，変化の兆しが見られる夢である。

　15日目：
　「今日はいかがですか？」「眠い。あまり眠れなかった。昨日も変な夢を見た」「どんな？」「奥さんが出てくる。死んだ奥さん。でも知らない奥さんだった」「怖かったですか？」「怖くはないけど。あと，足は薬を

塗ってもらうと痛みがましになる。便は出ないので薬を変えてほしい」

16日目：
　「昨日はよく眠れた。夢もあまり見なかった」

　10年前に亡くなられた奥さんが夢に出てきたようだが，知らない奥さんということで，それ以上はあまり語られなかった。転院されてきて初めて「よく眠れた」と言われた。夢の勢いが少し治まってきたようだ。

17日目：
　「今日はいかがですか？」「まあまあやな。夜も夢も見んと眠れた。でも，お母ちゃんがカーテンのところに見える」「守ってくれている感じじゃあないですか？」「そうやな。今日1時に外出できる。美味しいものでも食べてこようと思う」「私は明日から出張です」「本当に出張か？　女のところやない？（と笑いながら言われる）。気をつけて行ってきてください」

　夢を見ることなく眠れるようになることが増えてきて，冗談も言えるようになり，告知後の衝撃もようやく和らいでき始めたと感じた。夢に女性が現れなくなったかわりに，「カーテンのところに見える」とのことだったが，病的な感じは受けず，見守ってくれる存在のように感じられたのでそのように伝えたら，それ以上はそのことについては言われなかった。

23日目：
　（チームナース）「昨日は18時から2時か3時までよう寝れた」「夢は見ましたか？」「お母ちゃんと一緒の夢。初恋の夢やわ」「この前は，初恋は小学生の音楽の先生，とおっしゃっていましたね」「それとは別や。母ちゃんが18，わしが24のときに出会って，わしの甲斐性がなかったから，6年後に結婚した」

この日は私は出張で不在であったので，緩和チームの看護師が話を聞いている。この夢における「お母ちゃん」は妻のことである。8 日目の夢では，ベッドサイドに立っているのは「知らない人」だったのが，15 日目の夢では，「奥さん」だけど知らない人，と妻と同定されるものの，その内実は知らない人にとどまっていて，輪郭ははっきりしてきたが内容が伴っていない。それが今回は「お母ちゃん」（妻）とはっきりと同定されており，女性像の輪郭も内実も，時間経過とともにクリアになっていることが見てとれる。

一方で，女性像が一番明確になった段階で，妻のことを「お母ちゃん」と呼んでおられることから，妻に母なるものを求めておられたのだろうかとの連想も浮かんでくる。小学校 4，5 年の頃に連れ子だと聞かされ，13 歳のときに家を出たという薩摩さんの人生を思うと，女性に対するイメージも複雑なものがあったのかもしれない。しかし，そのように詮索をしなくとも，夢のイメージを聞かせてもらうだけでも，夢は展開していくのだ。

26 日目：

「調子はまあまあ。夜は眠れたり，眠れなかったり，半々かな。夢は相変わらず見るよ。田舎の夢。人は住めない。木がぼうぼうに生えていて，イノシシがたくさんウロウロしている。やっぱり家で死にたいなあ。家が一番。先生は自分ならどこがいい？　家がいいんじゃない。いろいろ考えるね。明日は短い時間だけど外出してくる」

この田舎の荒野をイノシシがウロウロしている夢を最後に，夢のことは話題にならなくなった。夢よりも現実的なことが話題となっていった。間もなく緩和ケア病棟に移られた。

■ 夢の勢い

このように経過を見ていくと，時間が経つにつれ夢の勢いが収まってきて，徐々に眠れるようになってきていることがわかる。夢の世界というのは，多くの医療者にとっては未開の地であり，足を踏み入れることに戸惑いを覚える方もあるだろう。

第 8 章　告知の衝撃と夢　　*173*

　私は医学生のときに，夢が溢れてくる体験をした。医学部 3 回生のときに，河合隼雄（1987）の『明恵　夢を生きる』を読み，深い衝撃を受けて，翌日から夢が溢れてきた。明恵は鎌倉時代の仏僧であるが，生涯にわたって夢の日記を残した世界的にも稀有な存在であり，河合がその夢を読み解いたのがこの書物である。人生は川の流れに例えられることがあるが，同じように夢における体験も流れており，河合は，覚醒時における現実世界での流れと夢の世界での流れとが縦糸と横糸のように織り合わされて人生という織物ができているのだということを説いていた。

　そのような見方に深く心を動かされ，『明恵　夢を生きる』を読み終えた夜は，非常に鮮明な夢を見ては目を覚ますということが朝まで続いた。一晩に何度も夢を見ては目を覚ますということが約 1 週間続いた。睡眠時間としては充分なはずなのに，眠ったという感覚はまったくなく，意識は極度に緊張し，異常な覚醒状態におちいった。このままだと気が変になってしまうという予感がして，夢をひたすら記録することに専念したが，そのうちに夢の数は減っていき，夢を忘れることができるようになっていった[49]。

　このように，学生時代に，夢の勢いを身をもって経験していたので，そしてそれが時間経過とともに徐々に治まってくるという実感を持っていたので，薩摩さんの夢を聞きながら，その内容に圧倒されることなく，その背後で情動が深く揺り動かされているのではないかと察して関わることができた。

　告知の後，初めて入院してきたとき，抗がん剤治療ができないと告げられた後などは，深い衝撃を受けていることが察せられる。睡眠は体調の基本であり，眠れているかどうかに目を配ることはどんな疾患であっても大切であるが，その際，さりげなく「夢でも見られますか？」と尋ねておくと，夢の世界にも目配りができる。かつて，外科病棟入院中の 48 名を対象に調査をしたことがあるが，30 名（63%）が何らかの夢を見ており，うち 10 名（33%）は死に関連した夢，もしくは非常に恐怖を感じる夢であった（Kishimoto, 2013）。無理に聞き出す必要はないが，聞き手が夢の世界への扉

───────────────
＊49　私自身の夢の体験については拙著（岸本，1999）に記している。

174

を開けておけば，夢の勢いに圧倒されているときに，それに持ちこたえられ
る助けとなる道も開けるのではないだろうか。

エビデンスからの示唆――夢のニューロサイエンス

◆ 躓きの石：REM 睡眠の発見

　夢の科学的研究は，REM（rapid eye movement）睡眠とともに始まった。ア
ゼリンスキー（Aserinsky, E.）は，睡眠中に，覚醒時のような波長の短い激し
いパターンの脳波が 90 分の周期で表れ，その際，眼球も激しく動くことを
見出して，これを REM 睡眠と名づけた（Aserinsky & Kleitman, 1953）。REM
睡眠中に起こすと，かなりの割合で夢を見ていることもわかり，REM 睡眠
は夢の生理学的相関物と考えられた。REM 睡眠は，爬虫類には見られない
が，哺乳類と一部の鳥類には見られることが明らかとなり，REM 睡眠の研
究によって，夢見のメカニズムを明らかにできるのではないかと期待された
のである。

　しかし，実はこの前提が大きな誤りであることが後に判明する。REM 睡
眠の発見は夢の科学的研究の扉を開くと同時に，その躓きの石にもなった。
今でも多くの人が，夢＝REM 睡眠と思っているかもしれないが，そのよう
な人には特に，以下に紹介する夢の科学的研究の経緯を是非知っておいてい
ただきたい。

　ミッシェル・ジュヴェ（Michel Jouvet）が猫で一連の切除実験を行い，REM
睡眠は前脳（人間では大脳皮質に相当）ではなく，脳幹の橋にある諸構造に
よって生み出されることを明らかにした。ジュヴェの実験に触発されたアラ
ン・ホブソン（Allan Hobson）は橋の神経細胞を詳しく調べ，REM 睡眠と
non-REM 睡眠のそれぞれのスイッチのオン/オフのメカニズムを説明する
モデルを提唱した[50]。このモデルは「相反性相互作用モデル」と呼ばれ，今

＊50　中脳橋被蓋のコリン作動性細胞が産生するアセチルコリンは，REM 状態をオン，
　　　non-REM 状態をオフにする。これに対して，背側縫線核が産生するセロトニン，青
　　　斑核が産生するノルアドレナリンは，REM 状態をオフ，non-REM 状態をオンにする。

なお REM 睡眠の生成メカニズムを説明する有効なモデルであるとされている。

　そもそも脳幹は，呼吸や心拍数の調節など，生命を維持するのに必要な基本的機能を司るのに対し，前脳はあらゆる高次精神機能を司る。REM 睡眠が脳幹の構造によって引き起こされるのであれば，そして，REM 睡眠が夢見の生理学的相関物だとすれば，夢見は高次の精神活動ではなく，単なる生理状態にすぎないということになる。

　アラン・ホブソンは実際そう主張した。ホブソンは REM 睡眠の相反性相互作用モデルを夢見に拡大適用し，「活性化統合モデル」(Hobson & McCarley, 1977) を提唱した。これによると，夢見は，脳幹のコリン作動性メカニズムによって活性化された大脳が，脳幹からのランダムに刺激された表象群（記憶イメージ，思考，感情）を弱々しくつなぎ合わせ統合しようとするものである。もう少しわかりやすくいえば，夢は，脳幹からのでたらめな信号に大脳が反応して，部分的にでも辻褄を合わせようと悪戦苦闘してできた代物だ (Rock, 2003) ということになる。これは，夢は意識下に潜む願望から生まれるというフロイト (Freud, S.) の理論を真っ向から否定するものであり，その主張は精神分析に対する徹底的な批判という形をとった。

◆ 精神分析に対する攻撃

　ホブソンは，これらの「科学的データ」を，1976 年のアメリカ精神医学会（APA）総会で発表した。その発表の後，彼の知見に照らしてフロイトの夢理論が依然として科学的に支持されるかどうかについて，APA のメンバーの間で投票が行われた。当時，APA ではまだ精神分析に共感するメンバーが大半を占めていたにもかかわらず，投票の結果は，圧倒的にフロイトに反対であった。この総会を契機に，アメリカにおける精神分析に対する風向きが決定的に変わることになった，とソームズは述べている (Solms & Turnbull, 2002)。

　ちなみにホブソンは，1955 年にハーバード大学の大学院に入って精神医学と神経科学を学び始めた頃は，フロイトの熱烈な信奉者で，フロイトの著作はすべて，むさぼるように読んでいたという。そんなホブソンが，精神分

析に対して恨み百倍と反転した要因については，ホブソン自身がこう語っている。「（精神医学の研修を受ける）実習生は，精神分析を受ける患者のように扱われる。何か質問すると，潜在的な葛藤から出た質問のように受け取られるんだ。そういう扱いは患者にとっても不快だろうし，我々も不快だった」（Rock, 2003）。

　無意識という概念は，相手をやり込めるにはとても都合の良い概念である。たとえば，「あなたは攻撃的なところがありますね」と言ったときに相手が同意しなければ，「それこそあなたが自分の攻撃性に無意識であることを示しているのです」と言えばよい。簡単に「無意識」とか「潜在的な葛藤」ということを持ち出す精神分析家の態度にホブソンは反発したのであろう。そして，ホブソン自身，「（フロイト叩きに）血道を上げ，ほとんど悦に入っていた。その結果，生涯の敵を作ることになった」（Rock, 2003）と述べるほど，精神分析を徹底的に批判したのである。

◆ 手がかりは脳損傷の患者に

　このホブソンの理論に異を唱えたのが南アフリカのマーク・ソームズ（Mark Solms）である。ソームズは最初は神経心理学者としてのトレーニングを受け，後に精神分析家の資格も得た。手がかりは脳損傷の患者から得られた。ソームズは，最初はヨハネスブルク，ついでロンドンの病院の神経外科で，脳梗塞や脳出血，脳腫瘍，脳挫傷など，脳に器質的損傷を受けた患者一人ひとりに，損傷を受ける前と後で夢の中身に変化があったかどうかを尋ねたところ，夢を見なくなったと答える患者がいた。その患者は頭頂葉に損傷を受けていた。その後，同じ部位に損傷を受けた患者に尋ねてみると，例外なく夢を見なくなったと語った。

　脳の損傷部位と障害される機能とから，その部位の機能を明らかにする手法を「臨床解剖学的方法」と呼ぶ（Solms & Turnbull, 2002）。失語症の患者の脳の損傷部位から言語中枢の概念を提唱するに至ったブローカの研究がその嚆矢である。脳梗塞などで脳の特定の部位が損傷を受けることによって，言葉が話せなくなったり，半身麻痺が生じたりするといった症状が生じるのと同じように，脳の特定の部位の損傷によって夢を見なくなることも，十分

に起こりうることだと考えて，ソームズは系統的な調査に着手した。

　具体的には，神経心理学のルーチン検査の際に夢見に関する変化について質問を行い，その変化と病巣部位との関連を調べたのである。4年間で361名の患者から夢見の変化に関する証言を得て，夢見の変化に関する主観的な記述と，その他の臨床所見や病巣の解剖学的特徴との間に，一定の相関が見られるかどうかを系統的に調べたのである (Solms, 1997)。

◆ 夢見の消失と関連する脳の部位，関連しない脳の部位

　この調査によって，頭頂葉の下部（頭頂葉，側頭葉，後頭葉皮質間の移行帯），もしくは両側深部前頭葉のいずれかが損傷を受けると，夢見が完全に停止することがわかった。前者は外界からの情報の受容，分析，貯蔵という機能ユニットのまさに中心にあり，心的イメージを生み出す能力と関わっていると考えられる。簡単にいえば，夢の視覚的イメージを生み出すことに関連している部位といえるだろう。

　これに対して後者は，非特異的な動機づけのシステム，欲求を満たすものを探そうと駆り立てるシステムがあり，脳幹部の情動システムからの神経繊維経路が前頭葉の皮質システムと相互作用を始める部位である。この部位は統合失調症の治療のために行われた，前頭葉ロボトミーの修正型処置（前頭葉腹内側白質切除術）の最終的ターゲットとなった部位でもある。前頭葉ロボトミーでは無気力，人格変化，知的衰弱などの強い副作用が認められたため，同じ効果で副作用を最小限にすべく，いくつかのアプローチが行われ，最終的に標的と定められたのがこの部位であった。この手術を行った外科医たちは，この部位を切断することで患者が夢を見なくなることを知っていた。なお，この部位の損傷が夢見の消失と関わっていることは，精神分析にとっても大きな意味を持つが，それについては後述する。

　ソームズの研究によって明らかになった第二の点は，脳幹の橋の部位の損傷を受けた患者で夢を見なくなったと答えた者はいなかったということである。ホブソンの理論によれば，橋に夢見の発生装置があるとされるので，脳幹部に損傷を受けた患者は夢を見なくなることが予想される。脳幹部には生命を維持するのに重要な働きを持つ神経核が多数あるので，脳幹への損傷は

命に関わることが多く，命を長らえても話ができるような状態ではないことが多い。しかし，稀に話ができるほど意識が回復する患者もいる。そのような患者に尋ねると今でも夢を見るという答えが返ってきた。ソームズが調査した 361 名の患者中，脳幹部に損傷を受けていたのは 61 名で，そのうち，夢を見るか否かについて明確に答えられた 51 名中 41 名が，発病後も夢を見ると答えた。夢をまったく見なくなったと答えた 10 名の患者はいずれも，脳幹だけでなく，すでに述べた夢見の停止と相関していた 2 カ所のいずれかの損傷を合併していた (Solms, 1997)。この結果は，当時定説とされていたホブソン-マッカーリーの説を根底から覆す知見であった。

◆ 夢見の生成の神経学的基盤

　この論争に決着をつけたのは，ソームズが 1997 年に『夢の神経心理学』(Solms, 1997) を発表してわずか数カ月後，まったくの偶然とはいえ，それを追いかけるようにして発表されたブラウンら (Braun et al, 1998) の PET (陽電子放出断層撮像法) による研究であった。ホブソンの説によれば，夢見の間，大脳皮質はランダムにさまざまな部位が刺激されているはずであった。しかし，ブラウンらの結果は，夢を見ている確率が高いとされる REM 睡眠中に脳の特定の領域が活性化されることを示していた。

　この結果について，ソームズは以下のように述べている。

　　「PET 画像を見ると，夢を見ている可能性が一番高い時に，記憶や視覚・空間イメージ形成，動機づけにかかわる領域，そして哺乳類の感情体験にかかわりのあるすべての構造が，クリスマスツリーのように華やかに点滅しています。この画像データに私の脳の損傷研究を重ねれば，夢を見るとはどういう現象かがはっきりわかる。強く動機づけられ，感情に突き動かされた認知プロセスだということです。夢見は記憶にはかかわりがありますが，普段私たちの行動に理性的，文明的な装いを与えている自省的な機構は，夢を見ているときは働いていません」

(Rock, 2003)

これらのデータは，フロイトの夢理論を実証するとまではいえないが，少なくともフロイトが提唱した多くのアイディアと矛盾しない。ソームズの研究結果は，単に夢見の神経的メカニズムを明らかにするに留まらず，ホブソンによって徹底的に批判された精神分析を復権させる扉を開く，という意味も持っていたのである。

振り返って考えると，ホブソンの誤りは REM＝夢見との前提にあったのだ。ホブソンは確かに REM 睡眠の神経学的メカニズムを明らかにした。しかし，REM 睡眠は確かに夢見を生じやすくさせるが，夢見と REM 睡眠とは異なる機序によって生じる別のプロセスであったのだ。ホブソンが夢見の「活性化統合モデル」を提唱した時点で，すでに寝入り端や覚醒直前の non-REM 相にも夢を見ることは知られていたが，これらの non-REM 夢についての知見は無視されていた。研究者の先入観が，自分の理論とは合わない知見に対して盲目にさせるという良い例である。

ホブソンは潔く「REM 睡眠＝夢見」という見方が無効になったことを認め，ソームズの研究については「脳梗塞という自然の実験」を利用して，脳の特定部位の損傷が夢に及ぼした影響を調べ，前脳が夢の形成にどう関わっているかを明らかにしたとして，その功績を讃えた。夢研究の世界的権威としてその名を轟かせていたハーバード大学教授ホブソンは，ソームズをハーバードに招き，自身の研究チームの前で論文を発表させたのである。

ソームズはそのお返しに，ニューヨーク精神分析研究所で講演を行ってほしいとホブソンを招いたが，ソームズの脳損傷研究のデータを認めるのはやぶさかではないが，それをフロイトの夢理論の根拠とするなら，そこで我々は袂を分かつことになる，との返事であった。これに関して，ソームズは，「その返事を受け取るまで，私はホブソンが科学者として公正な態度を取ったことに驚き，喜んでいました。どういうわけか，こと精神分析が絡むと，ホブソンは正気を失うようです。フロイトと聞いたとたん，まるで悪魔が来るように，十字架を取り出す。残念なことです。そのせいでホブソンはある分野については目隠しされたも同然になっているんです」(Rock, 2003) と語っている。

ソームズとホブソンの論争はこの後も続く。ソームズは神経精神分析学会

(The International Neuropsychoanalysis Society) を設立し，その雑誌で二人の論争が繰り広げられる*[51]。さらに，運命のいたずらともいうべきか，ホブソン自身が橋の梗塞に罹り，そのときに見た夢を自己分析して次のように述べるに至った。「夢にはあふれるほど意味がある。ただし解釈する必要はない。ただ素直に読み取ればいい。……夢の中で我々はやっかいな感情を自分の中にとりこみ，折り合いをつけようとしているのだ」(Rock, 2003)。夢には意味などないと精神分析を激しく批判したホブソンが，最終的に「夢にはあふれるほど意味がある」と述べるようになったのは皮肉と聞こえるかもしれないが，夢研究の歴史の重みのあるこのメッセージを，臨床に活かさない手はない。

◆ 夢と情動

以上，夢の生成メカニズムに関する論争を紹介してきた。REM 睡眠を夢見とみなすのは誤りであり，両者は別のプロセスとして検討する必要があることが明らかとなった。それでは，これらの知見から取り出すことのできる，臨床に活かせるメッセージとはどのようなものであろうか。

ソームズが見出した夢見の生成に関わる二つの部位のうち，後頭側頭葉頭頂の接合部は夢の視覚的イメージを生み出すことに関係しているのではないかと推測されている。これに対して，もう一つの前頭葉の腹内側白質は第5章，第6章で述べた基本情動システムの経路になっており，SEEKING, LUST, RAGE, FEAR, PANIC といった情動システムは夢見の間，極めて活性化されている。夢は一種の情動体験であり，夢を見るということ自体が，深いところで感情が賦活されていることを示唆するのである。

だとすれば，患者が夢を見ているとか，特に悪夢を見ていると述べたときには，一見落ち着いているように見えても，深いところで感情が揺さぶられているのではないかと，注意して見守る必要があるということになる。

---

*51　神経精神分析学会の設立の経緯や，ソームズ-ホブソン論争については，『ニューロサイコアナリシスへの招待』(岸本，2015c) を参照されたい。

◆ トラウマ後の夢の特徴

　トラウマ後の夢の特徴についてはさまざまな研究がありレビューもある[52]。告知や緩和医療への切り替えといった悪い知らせはトラウマ的な側面があり，がん患者の夢を聞くうえでトラウマ後の夢に関する知見は参考になると思うので，ここではボスナック（2004）の考えに拠りながら治療的な観点から論じておこう。

　災害などのトラウマ的な出来事の後，悪夢を繰り返し見ることがよくあるが，これは誰にでも生じうる正常な反応である。最初の段階は「悪夢を繰り返し見る段階」（repetition nightmares）と呼ばれ，夢見手は強烈な感情に襲われ，テレビで見た場面や自分が直接した体験そのものを繰り返し夢に見る。これらの悪夢は数週間以上続くこともある。このような夢を聞くときには，聞き手はその夢の立会人となることに焦点を置き，解釈したりそれを克服しようとしないほうが良いだろう。立ち会う者として傍らにあることに徹することが，夢見手にとっては励ましとなり，サポートを得たと感じることにつながる。この時期にはしばしば強い解離が見られるが，それは夢見手自身，目撃した出来事のインパクトから距離をとることで自分を守っていることが多いからである。

　第二段階は「消化作用のある悪夢の段階」（digestive nightmare）で，回復への大きなチャンスともいえる。この段階では，悪夢はもはや単にトラウマ的な出来事（ビルの爆発とか，窓から落ちる人々とか）を正確に再現することを繰り返すのではなく，出来事が象徴化を被って，消化できる素材へと変わっていく。具体的な出来事をメタファーに変えて習慣的な体験と結びつける，という象徴化のおかげで，恐怖が既知のものに統合されるプロセスが始まる。それらの悪夢について思いを巡らせると，以前のトラウマ的な体験が想起されて怖くなるかもしれないが，夢の中で象徴的な変化が生じた部分は，トラウマそのものに比べると受け入れやすい形に変わっている。こうしてわけのわからない恐怖が，多少は馴染みのあるものに変わっていくのである（ボ

---

[52]　フェルプスら（Phelps et al., 2008）のレビューが，よくまとめられている。

スナック，2004）。

　トラウマ後の悪夢について，こういったことを知っていれば，ただ恐怖に圧倒されるだけで気持ちが萎えるといったことから少し前に進むことができる。心の深いところで意味のある消化作用が始まっているのだということを，夢見手も，支援に携わる人も知っていれば，少し腰を落ち着けて夢のことに取り組むことができるようになるだろう。がんの告知や，抗がん剤治療がこれ以上できなくなり，緩和医療への転換を告げることは，災害に匹敵するトラウマとなりうる。入院してしばらく悪夢を見るという方も多い。夢へも配慮できるようになれば，患者への配慮の幅をさらに広げることができるだろう。

終章 危機に瀕した EBM

◆ EBM の生みの親

　本書では，EBM の波が緩和医療にも押し寄せるなかで生じてきたさまざまな盲点について論じてきた。本書の最後に，EBM 誕生から現在に至るまでのプロセスをたどり，EBM の現状と問題点について整理をしておきたい。緩和医療に EBM を取り入れるとしても，EBM の目指すところをその原点まで遡って理解し，その限界も見据えつつ，慎重に取り入れなければ，エビデンスに踊らされて空疎なものに成り下がってしまいかねない。医療の根拠にエビデンスを据えるのがよいのだろうか。それが本章のテーマである。

　EBM の誕生を巡っては，サケット（Sackett, D. L.）とガイアット（Guyatt, G. H.）の二人の名前が出てくる。しかし，二人のスタンスは異なると思われるので，まずはそれぞれの背景を見ておくことにしよう。

　サケットは 1934 年にシカゴの郊外で生まれ，1960 年にイリノイ州立大学を卒業。医師としての卒後訓練（腎臓病学の臨床と基礎研究）を受けていたが，キューバ危機で中断され，1962 年から 2 年間，兵役としてアメリカ公衆衛生局で調査研究に携わった。この間に，基礎研究を臨床に活かすように疫学研究を臨床に活かすことはできないかと着想したという（Sackett et al., 1997）。EBM の基礎となるアイディアはこのとき懐胎されたといってもよいかもしれない。

　1967 年にマクマスター大学臨床疫学部門の教授に就任。1994 年から

1999 年の間は，オックスフォード大学の EBM センター長を務めた後リタイアして，2015 年に亡くなっている。特筆すべきは，1983 年から 2 年間，二度目の臨床研修 (residency) を受けたことだ。「あまり良い医師ではなかったから」(I wasn't a good enough doctor) というのがその理由のようだが，教授でありながらレジデントとして診療に携わるというのは，よほどの覚悟がなければできるものではない[*53]。この姿勢に，サケットが目指していた EBM の本質を垣間見ることができると思う。

　一方，ガイアットは，1953 年にカナダのオンタリオ州ハミルトンで生まれた。サケットの 19 歳年下となる。ハミルトンには，サケットが若くして教授に着任したマクマスター大学があり，ガイアットはトロント大学卒業後に，マクマスター大学医学校で学んで総合内科医となった。1970 年代からサケットのリーダーシップのもとに取り組まれていた批判的吟味 (critical appraisal) は，1990 年に入る頃には医学の実践哲学として進化成熟していたとのことだが，臨床家の注目を集めるには至っていなかった。サケットらの方法を採用することは従来の診療スタイルを根本的に変えることになると考えたガイアットは，その違いを表現する新しい言葉が必要だと感じていた。

　1990 年に，マクマスター大学の内科研修プログラムの責任者に着任したガイアットは，医学部の委員会において，批判的吟味に基づく新しい研修プログラムへの変更を提案したが，賛同を得られなかった。ガイアットは，この新しい研修プログラムを「科学的医学」(scientific medicine) と呼んだのだが，従来のやり方が非科学的であるというニュアンスを言外に含むことになり，敵愾心を持たれたという。

　そこで次に思いついたのが "evidence-based medicine" という言葉であったとガイアットは述べている (Guyatt et al., 2002)。ただし，(ハイフンなしの) evidence based medicine という言葉自体は，すでに 1980 年代にマクマスター大学の臨床疫学教室で作られ，使われていたとの指摘もあり (Rosenberg & Donald, 1995)，どこまでがガイアットのオリジナルなのか，疑問も残る。ともあれ，この言葉はその後瞬く間に広まることとなった。

[*53]　以上は，主に *British Medical Journal*（『英国医学雑誌』）に掲載された，サケットへの追悼文 (Smith, 2015) に基づく。

終章　危機に瀕した EBM　*185*

　ハイフン付きの evidence-based medicine という言葉を作ったのは，ガイアットかもしれない。しかし，その内実を成す臨床疫学的方法は，1970年代からサケットをリーダーとする臨床疫学者のグループが長い年月をかけて温めてきたものだったことを考えると，EBM の生みの親はサケットだとみなすのが妥当ではないかと思う。

◆ 革命家ガイアット

　サケットらのアイディアにガイアットが EBM という名前を与えたということだけならば話は単純であるが，サケットの目指すところとガイアットのそれとの間には溝があったのではないかと思う。この溝が，その後の EBM の展開に少なからぬ影響を与え，結果的にサケットの意図とは大きく逸れる形で EBM が展開することになったのではないかと筆者は推測している。

　ガイアットは 1979 年に仲間と医療改革グループ (Medical Reform Group) を創設している。カナダの医師と医学生からなる組織で，「普遍的な公的ヘルスケア」(universal public health care) の増進を目指す。その基本方針として，①ヘルスケアは権利である，②健康は本質的に政治的で社会的なものである，③ヘルスシステムの制度を変えねばならない，の三つが挙げられている。また，ガイアットは，2000 年，2004 年，2006 年，2008 年の 4 回，新民主党の候補者として選挙に出馬している。新民主党はカナダの野党第 2 党で，労組系と左翼政党が共闘して 1961 年に立ち上げられた，新しい社会民主主義政党だという[54]。

　これらのエピソードはいずれも，ガイアットの視線が，個別の医療実践よりも，社会制度や政治のほうに向けられていたことを示しているように思われる。ガイアットにとって，EBM とは，個別の診療にエビデンスを活かすものというよりもむしろ，医療実践に革命をもたらすものとして，意図されたのではないかと思う。

　ガイアットは，1990 年にマクマスター大学の内科研修プログラムの責任者に着任し，研修プログラムの変更を提案したが却下された。そこで，1990

───────────────

[54]　http://www.ndp.ca/about-ndp（2018 年 1 月 2 日確認）

年の内科研修医の募集要項では，研修委員会で不評を買った「科学的な医学」という言葉の代わりに，evidence-based medicine という言葉を用いた (Guyatt et al., 2002) ことはすでに述べたとおりである。ガイアットがEBMという言葉を最初に用いたと述べている募集要項を見てみよう。

　　「研修医は，患者の日々の診療において，診断的，治療的，予後予測的技術を応用できるように，啓蒙された懐疑主義 (enlightened scepticism) の態度を身につけるように教えられる。このアプローチは……「エビデンス・ベイスト・メディスン」(evidence-based medicine) と呼ばれてきたものである。……その目標は，自分の診療の基礎となるエビデンスを自覚し，それがどの程度適切で，どの程度の推定を許すものであるかを自覚することである。ここで用いられる方策には，問題に関連する重要な問いを明確に記述し，その問いに関係する文献を徹底的に調べたうえで，そのエビデンスとその臨床場面への適用可能性について批判的に吟味し，それを臨床的な問題に対してバランス良く適用する，といったことが求められる」(Guyatt et al., 2002)

　最後の一文には，後にサケットが定式化する EBM の五つのステップの骨子を見ることができるが，患者の個別性を尊重するという姿勢は前面には出てきていない。ガイアットの強調点はむしろ，医療実践を統計的な根拠に基づく科学的なものにするよう「啓蒙すること」にあったと思われる。
　"evidence-based medicine" という用語が公式にジャーナル上に登場するのは，ACP（米国内科学会）ジャーナルクラブ (Guyatt, 1991) の論説 (editorial) においてだが，EBM についてさわり程度に触れられているにすぎず，本格的に EBM について論じているのは，その翌年，*JAMA*（『米国医学会雑誌』）に掲載された論文である (Evidence-Based Medicine Working Group, 1992)。EBM ワーキンググループは，EBM を推進するためにガイアットが主導して立ち上げたグループであり，この論文にはガイアットの目指すところがよく表れている。
　この論文のなかでは，貧血が疑われた患者での診断の進め方を，例に挙げ

ている。上級医に相談してフェリチンとトランスフェリン飽和度を検査することを勧められ，それに従うのを「旧式の方法」(the way of the past) と述べ，これに対して，文献検索を行って感度・特異度を調べ，検出力が低く有用な情報をあまり与えないトランスフェリン飽和度は検査せず，フェリチンのみ調べるよう決断するという方法を「新式の方法」(the way of the future) と述べている。「新式の方法」は，臨床実践に新たなエビデンスを持ち込み，専門家や教科書といった権威に従うのではなく，学術論文の批判的な吟味に基づく科学的な方法論を用いることが強調されている。そして，これは医療にパラダイム・シフトをもたらすと主張する。医療にパラダイム・シフトをもたらす，これがガイアットの標語であったように思う[*55]。

　論文の後半では，EBM を教育するうえでの障壁と，EBM を実践するうえでの障壁について論じており，EBM は旧来の医療を否定するものではないと論じられている。しかし，結論としては，従来のやり方の限界を乗り越えていくために EBM という新たな方法が生まれてきたのであり，次の世代に向けて医療の教育と実践を変えていく可能性を秘めたものである，と述べられていて，改革に力点が置かれている。この論文の副題，「医療実践を教育するための新しいアプローチ」も，そのベクトルが改革へと向けられていることをよく表している。

　ガイアットは，医療に改革をもたらす革命家を目指していたのだと思う。「ガイアットが鼓舞し，先導した」「(反乱軍の手本のような) EBM ワーキンググループ」(Sackett et al., 1997) とサケットが評しているのも，一面の真実を言い当てていると思われる。

◆ EBM は専用席へ

　こうして改革の狼煙は上がった。ガイアットが主導する EBM ワーキンググループがその先陣を切り，革命の火は野火のように広がっていった。その原動力となったのは，すでにしっかりと臨床観が確立し，議論を受けて立つかまえのあったベテランの医師たちと，若手の医師や看護師たちであった。

[*55]　ただし，厳密にはこれを，科学史家トマス・クーンが用いた意味でのパラダイム・シフトと呼ぶことはできないとの指摘もある（斉尾・栗原，2001）。

科学的な医療を実践するという使命感も手伝って，医学の伝統的・慣習的な方法や経験的な知恵との衝突もあちこちで起こったと思われるが，「科学的医学」という錦の御旗のもとで「旧式の方法」を否定しながら，その勢いを増していったものと思われる。それと同時に，EBM に対する反感や反発も，特に中堅以上の医師の間で募っていったようである（Smith, 2015）。

1995 年，*Lancet* に掲載された論評（Lancet, 1995）は，その反発の極致といえるだろう。かなり強い論調で EBM に対する批判がなされ，サケットを侮辱する（offensive）ような表現も使われていて，サケットは深く傷ついたという（Smith, 2015）。当時，EBM がどのように受け取られていたかがよく伝わってくるので，少し長くなるがこの論評を紹介しておく。

* * *

「EBM は専用席へ」（Evidence-based medicine, in its place）

Lancet 346. 785（Sep 23, 1995）

医学は，外部からの攻撃から身を守ることには慣れているが，自らの地位を変革するように，という内部からの騒ぎに目を向ける用意はできていない。evidence-based medicine の声はこの 25 年で大きくなり，ひそひそと転覆をもくろんでいたのが，今や声高に，ありとあらゆる医療実践は不適切なものであると主張するに至った。周知のように，革命家たちは自分たちの要求をさらにエスカレートさせている。さらに，evidence-based medicine を新たな正統として崇めるようにという要求には，上品さもバランス感覚も欠けていて，そういうやり方をしなければその原則を心に留めてくれていたであろう医師たちの反感を買う，という危険を冒している。*Lancet* は，利用できる最良のエビデンスに基づく実践を称賛する——とはいえ，そのような進歩に関して批判的吟味がなされた情報に臨床家の目を向けさせることは，査読つきの医学雑誌がすでに行っていることだ——しかし，evidence-based medicine を，それ自体，一つの規律（discipline）として専門家に押し付けるような企てについては遺憾に思う。

（1995 年）9 月 7 日には，*Evidence Based Medicine* という雑誌が発刊された。これは *British Medical Journal* と *Annals of Internal Medicine* とが共同で発行した雑誌である。*BMJ* の 4 月 29 日号には，双方の親雑誌（*BMJ* と *AIM*）

のエディターと，子雑誌（*EBM*）の選ばれしエディターとが，新しい雑誌の使命は，「英知を結集した調査分析により，世界の 100 のトップジャーナルの原石から金を採掘し公刊する」ことであると宣言した。自信に満ち溢れていることが丸見えで，evidence-based medicine のエリートたちの宣言にもその香りが漂っている。「原石」を発行している当誌は，そこに金が眠っていることなどつゆ知らず，それ掘り出すためには，その雑誌のエディター，査読者，統計査読者，コメンテーターなどよりも，もっと英知を結集して調査分析を行わなければならない，と言っているようなものではないか。隔月刊の*Evidence Based Medicine* の創刊号（11/12 月号）の主張は，もう少し控えめである。これまで，50 の雑誌しか調査されていない。また，「世界」といっても，英語で書かれた報告だけに還元された「世界」であり，そのような簡略化（economy）は，英語圏の国々による科学的排外主義（scientific chauvinism）であるとの非難に，火をつけることになる。書式としては，構造化された論文の抄録にコメントを付して再掲するものである，と。

今年の 8 月 12 日号で，*Lancet* は 109 人の入院患者の治療に関するエビデンスを評価した論文を掲載した。今週はそれに応答するレターを選んで掲載する。しかし，evidence-based medicine は，困難な状況に手軽な解決を与えてくれるようなものではないし，まして，その論文の著者たちが，35 年前の論文（*Lancet* に掲載されたものだが）を論拠として，深部静脈血栓症の抗凝固療法を支持すると述べるに及んでは，それを期待すべきではないことも明白だろう。ある投稿者が指摘しているように，その臨床試験は肺塞栓に関わるものであった。英国オックスフォードにある EBM センターからの返答は，この誤りを取るに足りないものとして退けるというものであった。Sackett は，その手紙の別のところでは，evidence-based medicine に対してもっと慎重な見方をしている。それは「格下げや無視のうえに成り立つものではなく，優れた臨床的スキルと臨床的経験のうえに成り立つものである」と。確かに，それこそ，正当な権利を主張できる場所（its rightful place）なのである。

1992 年，*Lancet* は evidence-based medicine のムーブメント，コクラン共同計画が早々に出現したことを歓迎し，Archie Cochrane もその計画による臨床研究の集積を誇りに思っただろうと思う，と述べた[*56]。「しかし，もし彼が今

生きていたら，どんな小言を言うだろうか」と問いたい。戦地で自分が一番と考えている人々と激しく渡り合いながら，個人主義を貫いたコクランも，evidence-based medicine のエリート主義は歓迎しないだろう。そして，英語以外で書かれた研究を無視し，公刊された臨床研究のたくさん詰まった煮汁を，月にたった 12 本のお手軽サイズに煮詰めたことに対して，*Evidence Based Medicine* 誌の創始者たちを叱りつけるのではないか。evidence-based medicine を擁護する者たちは，自分たちが展開しているアイディアが医療実践のなかで安全な場所を見つけられるよう，低姿勢を保ってもよいのではないかと思う。

＊　　＊　　＊

サケットの追悼文を書いたスミスによると，この論文のタイトルからして EBM を揶揄しており，公民権運動に関わってきたサケットを侮辱するものであったという (Smith, 2015)。というのも，"Evidence-based medicine, in its place" というタイトルは，「黒人は専用席へ」(Black guys are OK, in their place) という，アメリカではよく知られたフレーズを想起させるからだという[57]。自分自身 (*Lancet*) を「原石」を発行している雑誌と卑下したり（痛烈な皮肉である），「コクランが生きていたら叱りつけていたであろう」と痛烈な批判を加えるなど，腸が煮え繰り返って収まらない，という調子が伝わってくる。EBM に対する反発もここに窮れり，といったところだろうか。

◆ サケットの応答——real EBM

これに対するサケットらの応答の一つが，有名な 1996 年の論文である (Sackett et al., 1996)。この論文によって，EBM に対する *Lancet* 編集者の誤解は解け，事態は一挙に好転することになった，とサケットは述懐したと

---

[56] RCT が医療をより効果的で効率的なものにする，と主張したスコットランドの医師コクランは，1988 年に死去している。

[57] モンゴメリー・バス・ボイコット事件を念頭に置いてのことかと思われる。ローザ・パークスは 1955 年に，アラバマ州モンゴメリーで公営バスの運転手の命令に背いて白人に席を譲るのを拒み，人種分離法違反の容疑で逮捕された。これを契機にモンゴメリー・バス・ボイコット事件が勃発。アフリカ系アメリカ人（黒人）による公民権運動の導火線となった。

いう（Smith, 2015）。その意味でこの論文は、EBM に対する反発を鎮め、EBM を普及させる基盤となったターニングポイントとして位置づけられる重要な論文である。その舵取りのキーワードが「個別性」の尊重であると思われるのは皮肉なことである。

　なお、このなかでガイアットの名前が一度も出てこないことに、ガイアットとの距離を垣間見ることができるかもしれない。この論文のタイトルに、ハイフン抜きの evidence based medicine が用いられているのも偶然だろうか、と勘繰りたくなる。もっとも、サケットらが翌年出版した教科書では、evidence-based medicine とハイフンつきの EBM がタイトルとなっているのだが。それはともかく、以下にサケットの論文の骨子を見ておこう。ここにサケットの目指した EBM、グリーンハルが "real EBM" と呼ぶ、本来のEBM の姿が見られると思うからである。

　このなかでサケットらは、evidence based medicine（ハイフンはつけられていない）を、「個々の患者のケアに関する意思決定において、最新最良のエビデンスを良心的かつ明示的に、思慮深く用いること」と定義している。つまり、ここでは、EBM があくまで個別の患者のケアに資するものであることが強調されている。

　さらに、EBM とは、「個々の臨床技能と最良の外的エビデンスを統合すること」であると述べている[*58]。ここで、臨床技能とは、「個々の臨床家がそれぞれの臨床経験と臨床実践を通して培ってきた、熟達した技量と判断」のことであり、最良の外的エビデンスとは、「基礎医科学の研究も含むが、特に患者中心の臨床研究（診断、予後、治療の効果と安全性、リハビリや予防など）」に由来するとされている。EBM ワーキンググループでは、「旧式の方法」から「新式の方法」への「パラダイム・シフト」が強調されていた（Evidence-Based Medicine Working Group, 1992）が、サケットの論文ではむしろ、「旧式の方法」と「新式の方法」とを統合することに力点を置くことで、*Lancet* の批判的な論評に応えようとしたと思われる。

　論文の後半では、それでも EBM は昔から実践されていた医療とは異なる

---

*58　これは副題としてタイトルに添えられている内容でもある。

ものであり，決して実行不可能な理想にとどまるものでもないとしている。さらに，EBM は「料理本的医療」(cookbook medicine) ではない，なぜなら，それは臨床技能とエビデンスに患者の選択を統合するような，ボトムアップのアプローチだからである，と明言している。

　サケットの EBM の根底には，臨床実践において，個々の患者の意向を尊重しながら，臨床判断を行ううえで最良のエビデンスをそこに組み込んでいく，という姿勢がある。その根本には，医師になって 20 年以上を経て，もう一度臨床研修を受けた臨床医としてのスピリットが生きているのではないかと思う。だからこそ，「最良のエビデンスでさえ，個々の患者には適用できなかったり不適切だったりする場合がある」と，はっきりと述べることもできるのである (Sackett et al., 1996)。

　これに対して，「研究のエビデンスが臨床実践を導くべきである，というのが私の信念である」(My conviction is that research evidence should guide clinical practice.) (Guyatt, 2012) と断言するガイアットの姿勢は対照的である。ガイアットにとっては，あくまでプライオリティは科学的研究に裏打ちされたエビデンスの側にあり，医療の個別性もその枠組みのなかでしか意味を持たないように思われる。この点については，後ほど改めて触れる。

　1997 年にサケットらは，EBM の教科書を出版した (Sackett et al., 1997)。その序章では，1996 年の自分の論文をそのまま EBM の定義として引用し，さらに五つのステップが新たに付け加えられた。

　　EBM の実践は，生涯にわたる自己-志向型学習のプロセスである。その下で自分の患者に医療を提供すれば，診断，予後，治療や，他の保健医療問題に関する臨床上重要な情報へのニーズが生まれてくる。そこで，我々が行うことは，
　　1．これらの情報へのニーズを回答可能な質問に変換し，
　　2．それらの質問に答えるための最良のエビデンスを，(臨床診察・診断検査・研究エビデンス・その他の情報源から) 最大の効率で見つけ出す。
　　3．そして，そのエビデンスの妥当性 (真理への近さ) と有用性 (臨床

的適用可能性）について，批判的に吟味する。

4. この吟味の結果を臨床的な実践において適用する。

5. 自分の臨床行為を評価する。

　こうして EBM の輪郭が明瞭なものとなり，医療者の間に浸透していくことになるのである。繰り返しになるが，サケットが目指した EBM は，あくまで個別の臨床実践に目を向け，「個々の患者のケアに関する意思決定において，最新最良のエビデンスを良心的かつ明示的に，思慮深く用いること」であり，それは「個々の臨床技能と最良の外的エビデンスを統合すること」によってなされるのである。

　なお，サケットらの第二版（Sackett et al., 2000）では，EBM とは「最良の研究エビデンスを臨床的技能および患者の価値と統合すること」（integration of best research evidence with clinical expertise and patient values）であるとして，「患者の価値」が新たな要素として加わり，さらに第 3 版（Straus et al., 2005）では，これに「患者の状況」（patient circumstances）が加えられた[59]。その結果，EBM とは，「最良のエビデンス」「臨床的技能」「患者の価値」「患者の状況」という四つの要素を統合することであるとその定義が拡大され，より一層，患者の意向を尊重することが強調されるようになった。しかし，これは裏を返せば，患者の意向が尊重されずに，エビデンスが一人歩きをしている現状を反映しているのかもしれない。

◆ EBM の光と影

　EBM ワーキンググループ（Evidence-Based Medicine Working Group, 1992）が「新しいパラダイム」を喧伝し，サケットらが EBM の教科書を出版して（Sackett et al., 1997），20 年以上が過ぎた。EBM は医学の教育，臨床，研究と，あらゆる領域に深い影響を及ぼしてきた。慣習や臨床経験，基礎医学からの理論を基盤に置く伝統的なやり方に代わって，ランダム化比較試験や観察研究から得られた「エビデンス」を，「臨床的技能」および「患者

---

*59　第 3 版から筆頭著者が替わっている。

194

のニーズ」と組み合わせることに重きが置かれるようになった（Greenhalgh et al., 2014）。

この間，EBM は数多くの貢献をなしたが，問題も生み出した。その両面をグリーンハルらの「EBM，危機に瀕したムーブメント？」（Greenhalgh et al., 2014）という論文に拠りながら見ておこう。この論文の著者らが「EBM 復興グループ」（Evidence Based Medicine Renaissance Group）を組織しているのも，象徴的である[60]。

まずポジティブな面としては，臨床実践は実証的研究に裏打ちされた科学的なものとなり，より安全で一貫した，経済効率も良いケアが提供できるようになった。さらに，コクラン共同計画が創始され，臨床研究のエビデンスが要約されて提供されるようになった。一次研究と二次研究のそれぞれに，方法論的基準と公表基準が設けられ，臨床ガイドラインを作成し改訂していくための国内的，国際的なインフラが整備された。批判的吟味を教育するための資源と課程が開発され，知の基盤が構築された。ガイドラインの成功例としてグリーンハルらは，1990 年の英国胸部学会の喘息ガイドラインや近年改訂された術後の静脈血栓塞栓症予防のガイドラインを挙げている。ガイドラインの使用と並行して，前者では罹患率と死亡率が，後者ではその発症率が減少したことが確認されているからである。

これらの，そしてその他の数多くの成功にもかかわらず，多くの問題も生じてきた。グリーンハルらは以下のような問題点を挙げている。

「エビデンス」の歪曲

まず，「エビデンスに基づく」という品質ブランドが，製薬会社によって誤用（利用）され歪められて，製薬企業が研究課題を設定するようになってしまったことが挙げられている。製薬企業は疾患範囲を拡大したり，リスク状態を定義したりして，投薬対象をエビデンスという錦の御旗のもとで拡大した。前者の例としては，シルデナフィル（バイアグラ®）による女性の性的興奮障害の治療，フィナステリドによる男性の脱毛障害の治療などがあり，

---

[60] 明らかにガイアット主導の「EBM ワーキンググループ」を意識した命名であろう。

終章　危機に瀕した EBM　*195*

後者の例としては，アレドロン酸による骨密度低下状態の治療などがある。どのテストや治療法を従来の研究と比較するかを，しばしば製薬企業が決め，自社の薬の効果を確立するためにどのアウトカムを選択するかも製薬企業が決めるようになった。

　さらに，有意差を出すために，最も治療に反応しそうな対象を包含するような基準を設定したり，対照群と介入群の投与量を操作したり，代理エンドポイント*61 を使ったりするなどの手法もとられるようになった。こうして示された統計学的な有意差は，臨床的にはほとんど意味を持たない小さな差であることも少なくないが，エビデンスがあるとして効果の宣伝に使われるようになった。

　こういった手法がとられたために，A の薬は B よりも，B は C よりも，そして C は A よりも効果があるという，奇妙な事態も生じるようになった。企業が資金援助を行った抗うつ薬の研究のレビューによると，ポジティブな結果は 38 の研究中 37 の研究が公表されているのに比べて，ネガティブな結果は 36 の研究中 14 の研究しか公表されておらず，研究結果の公表に偏りがあることも明らかになった。

　コクラン共同計画は，ランダム化比較対象試験の質をチェックするチェックリストや，そのバイアスのリスクをアセスメントするツールを開発したが，企業が資金援助を行った研究の微妙なバイアスを検出することは難しいかもしれない。エビデンスに基づく政策といわれているものも，政治的な信条に基づく部分が大きいように思われる。政策立案にも製薬会社の影響を無視で

＊61　患者にとっての実際のベネフィットを測定する変数を，真のエンドポイントと呼ぶ。たとえば，抗がん剤治療における患者の全生存期間（overall survival：OS）は真のエンドポイントである。真のエンドポイントを評価するには大規模の長期間にわたる調査が必要なことから，それに代わる変数，たとえば無増悪生存期間（progression free survival：PFS）を代理エンドポイントとして評価することが行われている。しかしながら，代理エンドポイントは真のエンドポイントと必ずしも相関するとは限らないため，代理エンドポイントの使用について疑問の声が上がっている（たとえば，Prasad et al., 2015）。さらに，真のエンドポイントに有意差が認められなくとも，代理エンドポイントを複数組み合わせて（これを複合エンドポイントと呼ぶ），いわば，僅差を加算することで有意差を生じさせるなどの手法を用いて，新たに開発された新薬があたかも効果があるかのように見えてしまう，といったことも生じている。

きないとの批判もある。

多すぎるエビデンス

利用可能なエビデンスが膨大な数に及んでおり，臨床ガイドラインの数も膨大になりすぎて，扱うことも理解することもできないものとなっている。たとえば，ある急性期型病院の調査報告で，24 時間の間に入院した患者の診断は 44 に及び，国のガイドラインでそれに直接関連する部分は 3,679 頁にも及び，これを読むのに必要な時間は 122 時間と見積もられていて，とても読み切れるものではない。

臨床的に意味のないわずかな差

EBM は徐々に僅差の科学になってきている。というのも，さまざまな病態に対して，手に届くところにある果実（大きな改善をもたらすような介入）はすでにほとんど収穫されてしまったからである。現代の研究疑問はわずかな差に焦点を当てるようになっている。たとえば，これこれの薬の組み合わせを順番に投与するほうがいいのか同時に投与するほうがいいのかとか，複雑な投薬指示どおりに服用する患者の割合をどのように増やすかとか。僅差でも統計学的に有意差が認められると，エビデンスに裏打ちされたというお墨付きを得て，薬の販売プロモーションに組み込まれることになる。僅差を検出しようとする研究は，利益の可能性を過度に強調し，逆にリスクを過小評価することも指摘されている。

疾患からリスクへ

最近では，確立された疾患を研究することから，病気でない集団にその発症リスクを検出して介入するということに焦点が移動してきている。その背景には製薬企業の猛烈なプレッシャーがある。たとえば，DSM（米国精神医学会による診断と統計のためのマニュアル）第 5 版の作成にあたり，精神病リスク症候群という「病名」を，新たに加えることが検討されていた。DSM-Ⅲ作成の最高責任者であったスピッツァー（Spitzer, R. L.）や，DSM-Ⅳ作成委員長であったフランセス（Frances, A. J.）らの猛烈な警告や反対によって，

土壇場で撤回されたとのことだが，それでも，正常の喪の反応がうつの除外項目から削除され[62]，Minor Neurocognitive Disorder，Adult Attention Deficit Disorder，Binge Eating Disorder などの病名が新たに加わることによって，投薬治療の対象は拡大することになった。

DSM-IIでは 8 種類の病名しかなかったのが，DSM-IIIでは 97 の病名，DSM-IVではサブタイプも含めると 2,665 の病名に膨れ上がり，DSM-5 ではさらに診断基準が緩められている。DSM-IVの診断インフレのせいで，「2010 年時点で，アメリカの成人の 5 人に 1 人が精神的な問題のために 1 種類以上の薬を飲み，全成人の 11% が抗うつ薬を飲み，小児の 4% が精神刺激薬を服用し，ティーンエイジャーの 4% が抗うつ薬を服用し，老人ホーム入居者の 25% に抗精神病薬が与えられている」(Frances, 2013) という事態がもたらされた。「エビデンス」がこれらの動向の強力な後ろ盾となったことは間違いない。

アルゴリズムの規則に従うことを過度に強調すること

コンピューター化された意思決定支援システム，構造化されたテンプレート，ケアのポイントを想起させてくれるプロンプト[63] などによって，エビデンスを自動的に使用できるような試みがなされているが，これらは個別的な対応を締め出し，患者の思いを汲んだ対応を難しくさせている。アルゴリズムから外れる症状を聞き逃すことによる，見落としの問題もある。経験の浅い臨床家は，訴訟への恐れも手伝って，これらのシステムを機械的，防衛的に用いる。あるいは，これらのシステムが経営的な目的や政策として，臨床実践のなかに忍び込むようになっている。

グリーンハルは，自分自身が自転車で転倒して負傷し[64]，治療を受けた際，ガイドラインの機械的な適用のため，脊椎の骨折を見過ごされたり，痛みがあるにもかかわらず，鎮痛薬は骨折の治癒を遅らせるという「エビデンス」があるため鎮痛薬を処方されなかったりした経験にも触れながら，個別化の

---

[62] つまり，かつては正常の喪の反応とされていた状態が，抑うつ障害と診断される。
[63] コンピューター画面上に現れる，入力を促してくれる記号。
[64] 彼女はトライアスロンの競技者でもある。

視点が恐ろしいほど欠如した EBM を，"rubbish EBM" と呼んで激しく批判している。

　アルゴリズムは，さらにはガイドラインも同じ延長線上にあると考えられるが，サケットが否定した「料理本的医療」(cookbook medicine) を結果的に招来し，医療から個別性を排除することに加担してしまっている。

複数の疾患を持つ患者への適用性の乏しさ

　エビデンスに基づくガイドラインの多くは，一つの疾患を持つ患者を想定している。しかし，高齢化と慢性的な経過をたどる変性疾患の増加に伴い，多くの患者が複数の疾患を併存して持つようになり，ガイドラインを問題なく適用できる患者が稀となりつつある。

◆ EBM の誤解？

　このように，エビデンスや EBM は，その出現前と比べて医療のあり方を大きく変えた。統計学的な根拠に基づく診断や治療への道を開いた貢献は確かに高く評価されるべきであるが，同時に，製薬企業の利益拡大のために「エビデンス」が歪曲され，巧妙に利用されるという事態をもたらした。製薬企業の意向は，研究対象や比較方法の設定，僅差の検出，疾患からリスクへの焦点の移動，出版バイアスなど，さまざまな面に影を落としている。

　上述した EBM のさまざまな問題点は，EBM の誤解や歪曲によるものであって，本来の EBM の姿ではないとの主張もしばしばなされてきた。すでに 1996 年のサケットらの論文 (Sackett et al., 1996) が，EBM に対する批判に応えて書かれたものであったし，グリーンハルも繰り返し本来の EBM に立ち戻る必要性を強調している (Greenhalgh et al., 2014)。

　グリーンハルらは，真の EBM (real EBM) とは以下のものであるとしている。

- 患者の道義にかなった (ethical) ケアを最優先する。
- 臨床家と患者が理解できる形式で個別化されたエビデンスを求める。
- 規則に機械的に従うことよりも，専門家の判断をその特徴とする。

終章　危機に瀕した EBM　　*199*

- 意味のある会話を通して，患者とともに意思決定を行う。
- 強い医療者‒患者関係と人間的なケアを基盤とする。
- コミュニティレベルでは，エビデンスに基づく公的健康に対しても，これらの原則を適用する。

　ここでは個別性や専門家の判断，関係性などが強調され，EBM は本来，目の前の患者の診療に統計学的な根拠に基づくエビデンスをいかに役立てるかというサケットらのスタンスが繰り返されている。

　しかし，この 20 年以上の間にもたらされたさまざまな問題は EBM の誤解や歪曲によるもので，本来の EBM に立ち戻らなければならないという主張は，単純にすぎるきらいがある。批判的吟味（サケットらの五つのステップでいえば，ステップ 2 とステップ 3）から出発した EBM は，それを患者に役立てることが大切だと主張しても，ステップ 1 の問題の定式化においては，「回答可能な質問に変換」することが求められるし，ステップ 4 での患者への適用可能性の検討も，ともすると，エビデンスのその患者への適用可能性の次元に留まり[65]，エビデンスを懐にしまって，患者の意向を優先するといったところまで踏み込んで議論されることは少ない。EBM を主導してきた一人であるガイアットは，「研究のエビデンスが臨床実践を導くべきである，というのが私の信念である」と明言しており，サケットらの立場と溝があるように思われる。EBM を提唱してきたグループのなかにおいてさえ，（患者の意向よりも）エビデンスを優先すべきと考える者がいるという状況を見るなら，上述の問題は，EBM の誤解や歪曲によるというよりは，EBM に内在する問題として向き合うべきではないだろうか。

　サケット自身も EBM への批判に応える形で，「旧式の方法」と「新式の方法」の統合の重要性を唱えたが，同時に，オックスフォード大学の EBM センター長を務めるかたわら，英国のさまざまな病院に出向いて，若い医師たちと診察後のラウンドを行い，EBM の方法を伝授していった。サケットがオックスフォードに赴任したのは 1994 年だが，1998 年にはサケットが出

───────────────

[65]　つまり，エビデンスを生み出すもととなった対象集団との比較において，どの程度のことが眼前の患者に当てはまるかを吟味する，といった側面に留まること。

向いた病院の数は 100 に到達したという (Smith, 2015)。サケットも，ガイアットのようにあからさまな形ではなくとも，医療に革命をもたらしたかったのではないか。だとすれば，エビデンスに裏づけられた治療の推進と，個別性の尊重という二つの方向性は，ガイアットとサケットの間のスタンスの違いであるだけでなく，サケット自身が抱えていた二面性ということになるのかもしれない。エビデンスが医療を席巻するようになった現在，この二面性について考えておくことが必要ではないだろうか。

　筆者としては，本書でこれまで述べてきたように，エビデンスにはさまざまの落とし穴や盲点があり，エビデンスを根拠に据えて臨床を行うというスタンスに，そもそもの躓きの石があるのではないかと思うようになった。そして，緩和医療にもその影響が及んでおり，患者一人ひとりの話を丁寧に聞くよりも，医療やケアを標準化していくことのほうに力点が置かれるようになってきたと感じる。

　エビデンスを批判的に吟味し，臨床において使用していくことに反対するものではない。しかし，エビデンスは，患者の個別性や価値観を尊重したうえで利用すればよいのであって，根拠に据えるべきではないのではないか。臨床においては，あくまで語りベースのアプローチを基本に据えることが，必要なのではないかと思う。

あとがき

　押し寄せるエビデンスの波に呑まれ，緩和医療は，特に緩和医療学会は，迷走し始めたのではないか。そんな危機感が本書執筆の強い動機となっている。とはいえ，現状批判が目的ではない。本書が目指すのは，エビデンスの奔流のなかで，その波に溺れないように，その罠に落ちないように，と意識しながら格闘してきた筆者自身の取り組みを，事例研究という方法を用いて示そうとすることにある。

　各章（終章を除く）では，まず事例を示しながら論じている。それは，筆者のやり方が正しいことを主張するためではないし，こうすればうまくいくという見本を示そうとするものでもない。事例研究のパラダイムとしての機能（斎藤，2013）に着目してのことである。パラダイムとしての機能とは，「より広い歴史的な問題の文脈全体を構成し，理解できるようにすること」であり，「ただその固有の単独性を提示することで，新しい全体を理解可能にする」（Agamben，2011）ことである。一つひとつの症状を取り上げて，しらみつぶしに対応していくのではなく，症状が埋め込まれているより広い文脈を考慮に入れながら治療を行うためには，事例研究という方法が，そのパラダイムとしての機能が，必要となる。

　パラダイムによって理解できるようになる「新しい全体」は，帰納的アプローチによっても演繹的アプローチによっても得られない。「帰納が個別から普遍へと進み，演繹が普遍から個別へと進む」のに対して，パラダイムは「個別から個別へと進む」からである。たとえば，第1章で述べた事例から「オピオイドということを伏せて導入するのが良い」という一般的な法則を導き出すこと（個別から普遍への帰納的アプローチ）はできないし，逆に，「不安が強い人にはオピオイドということを伏せるべし」という一般法則を個々の事例に適用した（普遍から個別への演繹的アプローチ）わけでもない。あくまで個別の事例を丁寧に記述するなかで，それまで見えなかった，ある「新

しい全体」の姿を描き出そうとするのである。

　このようにして見出された「新しい全体」（パラダイム）は，個別でも一般でもない，とアガンベンは言う。それは，類似（アナロジー）を通して，別の事例にも進んでいくからである。「単独から単独へ」，あるいは「部分から部分へ」。それがパラダイムの運動である。一例を丹念に記述し，詳細に検討することで，一般法則を引き出すことはできないが，だからといってまったく役に立たないわけではない。次の事例にも生かすことはできる。ただし，それはアガンベンによれば，論理によってではなく，類似を通して可能になる。筆者の事例を読みながら，自分の臨床実践のなかに類似を見出し，それを通して「新しい全体」の理解が可能となったとしたら，本書の事例はパラダイムとして機能したことになるだろう。

　事例を示しながら論じた後で，各章の後半では，事例に関連したテーマをいくつか取り上げてエビデンスの観点から論じた。EBM とはエビデンスのある治療を行うことである，と多くの人が信じている。それが誤解であることについては，すでに本書で述べてきたとおりであるが，その誤解は疾患概念から治療法に至るまで，さまざまな局面に大きな影響を与えてきた。ここでは発端となった誤解そのものについて，もう少し述べておきたい。

　エビデンスを端から否定するつもりはまったくないが，エビデンスが医療の根拠と成りうるかについては，エビデンス・ベイスト・メディスン（EBM）のことを知ったときから疑問であった。たとえば，高血圧の患者に降圧薬を投与すると脳卒中が予防できる，というエビデンスがある。だから，エビデンスに基づいて，高血圧の患者に降圧薬を投与する。そのような医療がエビデンス・ベイスト・メディスンであると素朴に考えられている。しかし，事態はそれほど単純ではない。

　収縮期高血圧の患者に対して，降圧薬が脳卒中を予防できるかどうかを検討した約 4,700 人を対象とする研究（SHEP 試験）があるが，治療によって 5 年間の脳卒中の発症率が 100 人あたり 8.2 人から 5.2 人に減少していたという結果であった。この結果が高血圧の治療に対する一つの明瞭なエビデンスを提供していることに疑いの余地はない。難しいのはその解釈である。治療によって，脳卒中の発症リスクは 63%（相対リスク）になったので，リ

スクを 37% 減らせる（相対リスク減少）とも言えるし，絶対数に注目すれば，治療の恩恵を被るのは 100 人中 3 人（絶対リスク減少）とも言える。33人の人が薬を飲んではじめて 1 人の脳卒中が予防できる（治療必要数）のだから，33 人中 32 人は無駄に薬を飲むことになるともいえる。そもそも，薬を飲まなくても 9 割以上の人は 5 年間脳卒中を発症しないのであれば，薬を飲む必要はあるのだろうか，という疑問も生じてくる。名郷は，「このことを意識するようになってから，『この薬を飲まないと脳卒中になってしまいますよ』という脅しをしなくなった」と述べているが，EBM の醍醐味はこういうところにあるのだ。（以上は，名郷を引きながら論じている斎藤〈2012〉に拠る）。

　これらのことはすべて，同一のエビデンスから導き出される解釈である。脳卒中が 4 割近く減らせると聞けば薬を飲もうかという気になるだろうが，33 人中 32 人が無駄に薬を飲むことになると言われたら，薬を飲みたいという者はいないだろう。それでは，患者にどのように説明するのが良いのだろうか。少しでもリスクを減らせるのであれば薬を飲むべきだという信念を持つ医療者なら，前者のように説明するかもしれないが，それは医療者の主観的な価値判断に基づいて，薬を飲む方向に誘導していることにならないだろうか（多くの抗がん剤についても同様のことが当てはまるだろう）。

　結局のところ，臨床実践においてどのような判断を下すべきかはエビデンスだけでは決められないのである。エビデンスが個別の実践において「確実な根拠」を与えてくれるというのは盲信であり，どれほどエビデンスを集積しても，臨床実践においては不確実性は避けられない。この意味で，終章で述べたことを繰り返すことになるが，エビデンス・ベイスト・メディスンという名前は誤解の種を孕んでいると思う。エビデンスが確実な根拠を与えてくれるかのような錯覚を与えるからである。

　本書で論じてきたような EBM のさまざまな盲点の核心には，以上のような問題がある。EBM は当初からこのような問題を抱えていたが，手付かずのまま放置されてきた。そして，エビデンスを揃えさえすれば医療はうまくいくと錯覚し，自らの臨床実践を振り返る方法については目を瞑ってきたのである。

エビデンスは与えられてもその解釈は一義的に決められないのだから，エビデンスを医療の根拠に据えることには最初から無理がある。これに対して，患者との対話は医療を行うための根拠に据えることができる。「今は仕事が忙しいし，薬を飲むことも怖いので，しばらくは薬を飲まずに様子を見たい」と言う患者には，（薬を飲まなくても9割の人が脳卒中にならないというエビデンスがあるのだから）薬を飲まないという選択も尊重できる。「両親ともに血圧が高くて脳卒中で亡くなっているので，血圧が高いと聞くと不安になる」と言う患者には，脳卒中のリスクを減らせるいい薬がありますよ，とエビデンスに裏打ちされた薬を処方すればよい。エビデンスという一般的な情報，統計的なデータを，個別の臨床実践において活かすのは患者との対話であり，患者との対話こそ医療の根拠となりうるのではないかと思う。

　そうすると，次に問題となるのは患者の語りをいかに聞くかということである。これはなかなか難しい問題であるが，筆者はその範を臨床心理学に見出した。具体的な聞き方もさることながら，聞くことそのものを研究する事例研究（本書では医療における症例報告との混同を避けるため「語りに基づく事例研究」と呼んでいる）という方法と出会ったことが大きかった。

　本書では，ハウツー式の，こうすればうまく話が聞ける，といった方法を論じてはいない。それよりもむしろ，話を聞きながら，聞き手である私が，どのように聞き，何を考えながら応答していたかをできるだけ言葉にして示そうとした。小森康永先生（愛知県がんセンター中央病院）が本書の草稿を読んで，「パラレル・チャート」ならぬ「メタ・チャート」だと評してくれたが，筆者の意図を明確にとらえていただき，我が意を得た思いがした。

　「パラレル・チャート」は，リタ・シャロンが提唱するナラティブ・メディスンの方法の一つであり，出会った患者について，カルテに書くことはできないけれどどこかに書かれる必要があることを書き込むものである。これに対して「メタ・チャート」は，「書けなかったカルテではなく，カルテの記載の背景にある，セラピストがその時，そしてその後で何を考えたかを具体的に説明するもの」である。パラレル・チャートが「もう一つのカルテ」であるとするなら，メタ・チャートは「カルテについてのカルテ」といえる。本書のような取り組みによって，「カルテが情報伝達ではなく物語として読まれ

る文化が作れるかもしれません」と小森先生は記してくれたが，それは筆者が密かに目論んでいたことでもあったので嬉しかった。

　なお，第3章と第4章の事例はそれぞれ，「ナラティブが医療現場に及ぼす影響」（岸本，2016），「ナラティブ・メディスンの基盤」（岸本，2015d）に加筆修正を加えた。また第4章の後半は，「新しい人間科学的研究法としての事例研究」（岸本・斎藤，2006）をもとに加筆修正を加えたものである。

　最後になったが，京都大学名誉教授の山中康裕先生にまず感謝の言葉を申し上げたい。医学生のときに事例研究という方法に出会うことができたのも，山中先生のご配慮で医学部の自主研修という制度を利用して臨床心理学教室で研修させていただいたおかげであり，先生との出会いがなければ今日の私はなかった。学会がいうことを鵜呑みにせず，一人ひとりの患者の声に耳を傾けるという姿勢を貫くことの大切さを，身をもって示してくださったのも先生であり，その精神は本書でも生きていると信じる。立命館大学の斎藤清二先生と愛知県がんセンター中央病院の小森康永先生には，本書の草稿を見ていただき，励ましていただいた。こころより感謝申し上げる。

　本書の出版にあたっては誠信書房の児島雅弘氏と中澤美穂氏に大変お世話になった。児島さんは，このたびご定年で退職されるとのことで中澤さんに引き継いでいただいたが，まだ駆け出しだった私に心理臨床学会で声をかけていただき，私にとって最初の著書である『癌と心理療法』を1999年に出版していただいたのは本当にありがたく嬉しいことであった。以来，今日に至るまで大変お世話になった。ここにお礼の気持ちを表したい。中澤さんには肌理細かな配慮をいただいて，自分の文章をいろいろな角度から振り返ることができたし，見出しのデザインなどにも女性らしい柔らかさが表れていて，本文の堅い文体を絶妙に補っていただいたと思う。

　第7章でも述べたが，ホスピスにおいて，亡くなる患者の平均3割に深い持続的鎮静が行われているというのは，筆者の臨床感覚からすればかなり多い。一人ひとりの患者の声に丁寧に耳を傾け，日に何度も患者の顔を見に行き，家族と対話を重ねていれば，そこまでの鎮静は必要ないのではないだろうか。患者の語りに耳を傾けることの重要性を疑う医療者はいないだろうが，臨床実践を，特に患者とのやり取りを，意識的に振り返るということをやっ

ている医療者は少ないであろう。直流除細動器の開発に携わるなど，心臓病学の最前線を切り開いてきたバーナード・ラウンは，「45年間も医療に携わってきても，厳しい大学のきつい授業を必死に受けている学生のような気分がする。私の教官は，威厳たっぷりの学者ではなく，日々出会う患者たちである」(Lown, 1996) と述べているが，同感である。患者という教官から学んだことを次に活かすためにも，事例研究という方法が必要であり，本書がその一助となればと願う。

　　2018年3月5日

岸 本 寛 史

追記：第3校を受け取ってから，村上陽一郎『＜死＞の臨床学』(新曜社，2018年3月12日刊) を入手した。そこで村上は死をめぐるさまざまな問題について論じている。特に，「終末期鎮静」について論じた第5章は，「誤解が生じることを承知で書けば，日本において，事実上安楽死に相当する医療行為として，終末期鎮静という概念がある」との書き出しで始め，終末期鎮静の問題の本質に直接切り込んでいる。村上は医療者ではないが，日本緩和医療学会のガイドラインを読み込んで，その矛盾する点についても指摘しており，「鎮静は予後を短縮しない」というガイドラインで引用されている論文（その論文における「鎮静は予後を短縮しない」という解釈は勇み足ではないかと第7章で論じたが）についても言及している。深い持続鎮静について「こうした概念規定は，別の面からみれば，直接医師が手を下す安楽死が，医師の心情に，極めて大きな負担と罪償感を負わせることを「緩和」するために，考え出された便法のようにみえることは，やはり免れないように思われる」との指摘は重く受けとめるべきだろう。村上自身が終末期鎮静に対して複雑な思いを抱いていることが同書から伝わってくるが，本書第7章は，図らずも，村上の提示したこの問題に対する私なりの見解を示すことになったのではないかと考える。村上は同書で提起された難問に対するささやかな解決案として「倫理の「大きな物語」を諦めよう」，別の言い方をすれば「倫理における「唯一解」あるいは「一般解」を求めることを諦めよう」と提案している。ということはつまるところ，個別の事例ごとに解を探していくほかないのであり，この点でも本書で論じた「語りに基づく事例研究」は，村上の「ささやかな解決案」をさらに推し進めるための方法としての意義があるのではないかと思われる。

(2018年3月27日)

文　献

Agamben, G. (2009) *Signature Rerum*. Ballati Boringhieri. (岡田温司・岡本源太〈2011〉事物のしるし――方法について　筑摩書房)

American Psychiatric Association (2013) *Diagnostic and Statistical Manual of Mental Disorders. 5th ed.* American Psychiatric Association. (日本精神神経学会監修〈2014〉DSM-5　精神疾患の診断・統計マニュアル　医学書院)

Aserinsky, E. & Kleitman, N. (1953) Regularly occurring periods of eye motility, and concomitant phenomena during sleep. *Science*, **118**, 273-274.

ボスナック, R./岸本寛史・山愛美編訳 (2004) ドリームワーク　金剛出版

Braun, A. R., Balkin, T. J., Wesensten, N. J., et al. (1998) Dissociated pattern of activity in visual cortices and their projections during human rapid eye movement sleep. *Science*, **279**, 91-95.

Bromberg, P. (2011) *The Shadow of the Tsunami*. Routledge. (吾妻壮・岸本寛史・山愛美訳〈2014〉関係するこころ――外傷、癒し、成長の交わるところ　誠信書房)

Charon, R. (2006) *Narrative Medicine*. Oxford University Press. (斎藤清二・岸本寛史・宮田靖志・山本和利訳〈2011〉ナラティブ・メディスン　医学書院)

Chew, F. S. (1991) Fate of manuscripts rejected for publication in AJR. *American Journal of Roentgenology*, **156**, 627-632.

Choi, S. H., Lee, H., Chung, T. S., Park, K. M., Jung, Y. C., Kim, S. I., & Kim, J. J. (2012) Neural network functional connectivity during and after an episode of delirium. *American Journal of Psychiatry*, **169**(5), 498-507.

Colloca, L., Sigaudo, M., & Benedetti, F. (2008) The role of learning in nocebo and placebo effects. *Pain*, **136**, 211-218.

DeVita, V. T., Hellman, S., & Rosenberg, S. A. (1993) *Cancer: Principles and Practices of Oncology. 4th ed.* Lippincott.

土居健郎 (1969)「見立て」について　精神医学, **11**(12), 938-939.

土居健郎 (1977) 方法としての面接――臨床家のために　医学書院 (土居健郎〈2000〉人間理解の方法　土居健郎選集5　岩波書店)

土居健郎 (1983) 診断と分類についての若干の考察　土居健郎・藤縄昭編　精神医学における診断の意味　東京大学出版会 (土居健郎〈2000〉人間理解の方法　土居健郎選集5　岩波書店)

土居健郎 (1996)「見立て」の問題性　精神療法, **22**(2), 118-124. (土居健郎〈2000〉人間理解の方法　土居健郎選集5　岩波書店)

Doust, J. A., Pietrzak, E., Dobson, A., et al. (2005) How well does B-type natriuretic peptide predict death and cardiac events in patients with heart failure. *British Medical Journal*, **330**, 625-634.

du Boulay, S. & Rankin, M. (1984/2007) *Cicely Saunders: The Founder of the Modern Hospice Movement.* SPCK Publishing. (若林一美監訳〈1989/2016〉シシリー・ソンダース——近代ホスピス運動の創始者　日本看護協会出版会)

Duffy, J. D. & Valentine, A. D. (Eds.) (2011) *MD Anderson Manual of Psychosocial Oncology.* McGraw-Hill Education. (大中俊宏・岸本寛史監訳〈2013〉MDアンダーソン サイコソーシャル・オンコロジー　メディカル・サイエンス・インターナショナル)

Edinger, E. (1996) *The Aion Lectures.* Inner City Books.

Eisenberger, N., Lieberman, M. D., & Williams, K. D. (2003) Does rejection hurt?: An fMRI study of social exclusion. *Science*, **302**, 290-292.

Evidence-Based Medicine Working Group (1992) Evidence based medicine: A new approach to teaching the practice of medicine. *Journal of the American Medical Association*, **268**, 2420-2425.

Frances, A. (2013) *Saving Normal: An Insider's Revolt Against Out-Of-Control Psychiatric Diagnosis, DSM-5, Big Pharma, and the Medicalization of Ordinary Life.* William Morrow. (大野裕監修, 青木創訳〈2013〉〈正常〉を救え——精神医学を混乱させるDSM-5への警告　講談社)

Freud, S. (1912) *Ratschläge für den Arzt bei der Psychoanalytischen Behandlung.* Internationaler Psychoanalytischer Verlag. (小此木啓吾訳〈1983〉分析医に対する分析治療上の注意　フロイト著作集9　人文書院)

Gabbay, J. & le May, A. (2004) Evidence based guidelines or collectively constructed "mindlines?": Ethnographic study of knowledge management in primary care. *British Medical Journal*, **329**, 1013.

Godlee, F. (2005) Let's call it cardiac impairment. *British Medical Journal*, **330**, 0-f.

Greenhalgh, T. (2015) Real vs rubbish EBM: What is the state of evidence-based medicine, and is it broken? [https://www.youtube.com/watch?v=qYvdhA697jl]

Greenhalgh, T., Annandale, E., Ashcroft, R., et al. (2016) An open letter to The BMJ editors on qualitative research. *British Medical Journal*, **352**, i563.

Greenhalgh, T., Howick, J., Maskrey, N., & Evidence Based Medicine Renaissance Group (2014) Evidence based medicine: A movement in crisis? *British Medical Journal*, **348**, g3725. doi: 10.1136/bmj.g3725

Greenhalgh, T. & Hurwitz, B. (Eds.) (1998) *Narrative Based Medicine.* BMJ Books. (斎藤清二・岸本寛史・山本和利監訳〈2001〉ナラティブ・ベイスト・メディスン　金剛出版)

Guyatt, G. H. (1991) Evidence-based medicine. *ACP Journal Club*, **114**, A16. doi:10.7326/ACPJC-1991-114-2-A16

Guyatt, G. H. (2012) TEDxMcMasterU: Dr. Gordon Guyatt. [https://www.youtube.com/watch?v=uECtwlib4a8]

Guyatt, G. H. & Rennie, D. (Eds.) (2002) *User's Guide to the Medical Literature:*

A Manual for Evidence-Based Clinical Practice. AMA Press.（古川壽亮・山崎力監訳〈2003〉臨床のための EBM 入門——決定版 JAMA ユーザーズガイド　医学書院）

濱口大輔（2017）患者さんのための鎮静——なぜよい医療者は鎮静を上手に取り入れられるのか？　メジカルビュー社

Hartmann, E. (2011) The Nature and Functions of Dreaming. Oxford.

Hobson, J. A. & McCarley, R. (1977) The brain as a dream state generator: An activation-synthesis hypothesis of the dream process. *American Journal of Psychiatry*, **134**, 1335-1348.

International Association for the Study of Pain (1979) Pain terms: A list with definitions and notes on usage. Recommended by the IASP Subcommittee on Taxonomy. *Pain*, **6**(3), 249.

Jenicek, M. (2001) *Clinical Case Reporting in Evidence-Based Medicine. 2nd ed.* Arnold.

神田橋條治（2016）ともにある V　木星舎

Kaplan-Solms, K. & Solms, M. (2000) *Clinical Studies in Neuro-Psychoanalysis.* Karnac Books.

笠原嘉・木村敏（1975）うつ状態の臨床的分類に関する研究　精神神経学雑誌, **77**(10), 715-735.

加藤敏（2006）操作的診断体系の今日的課題——精神病理学の見地から　精神医学, **48**, 709-713.

河合隼雄（1967）ユング心理学入門　培風館

河合隼雄（1976）事例研究の意義と問題点　臨床心理事例研究, **3**, 9-12.（河合隼雄〈1986〉心理療法論考　新曜社）

河合隼雄（1982）昔話との日本人の心　岩波書店

河合隼雄（1987）明恵 夢を生きる　京都松柏社

河合隼雄（1993）物語と人間の科学——講演集　岩波書店

木村敏（1981）鬱病と躁鬱病の関係についての人間学的・時間論的考察　木村敏編　躁鬱病の精神病理 4　弘文堂

岸本寛史（1999）癌と心理療法　誠信書房

岸本寛史（2003）事例研究　斎藤清二・岸本寛史　ナラティブ・ベイスト・メディスンの実践　金剛出版

岸本寛史（2004）緩和のこころ　誠信書房

Kishimoto, N. (2013) Boundary in the tree test and dream recall. The 30th Annual Conference of the International Association for the Study of Dreams. 2013.6.22. Virginia Beach, VA.

岸本寛史（2014）もう一つのカルテ　N：ナラティブとケア, **5**, 69-74.

岸本寛史（2015a）緩和ケアという物語——正しい説明という暴力　創元社

岸本寛史（2015b）ニューロサイコアナリシスから見たフロイト理論　岸本寛史編　ニューロサイコアナリシスへの招待　誠信書房

岸本寛史編（2015c）ニューロサイコアナリシスへの招待　誠信書房

岸本寛史 (2015d) ナラティヴ・メディスンの基盤　森岡正芳編　臨床ナラティヴアプロー
　　チ　ミルヴァ書房

岸本寛史 (2016) ナラティブが医療に及ぼす影響　N：ナラティブとケア，**7**，75-81.

岸本寛史・斎藤清二 (2006) 新しい人間科学的研究法としての事例研究　心身医学，**46**
　　(9)，789-798.

小林亜津子 (2010) 看護のための生命倫理［改訂版］　ナカニシヤ出版

小林亜津子 (2011) 緩和医療の「最後の砦」としての終末期鎮静　法政哲学，**7**，1-12.

小森康永 (2016) 私信（メール）［2016.11.30］

小森康永 (2017a) トータルペイン再訪　ソンダース，C. 著/小森康永訳　トータルペイ
　　ン――緩和ケアの源流を求めて　シシリー・ソンダース初期論文集：1958－1966
　　北大路書房

小森康永 (2017b) 訳注＊2．ソンダース，C. 著/小森康永訳　ナースのためのシシリー・
　　ソンダース　北大路書房　p.128.

小森康永 (2017c) 解説――最初のがんサバイバー，モラン教授のこと　モラン，F 著/改
　　田明子訳　がんサバイバー――ある若手医師のがん闘病記　ちとせプレス

小森康永・岸本寛史編 (2014) N：ナラティブとケア，**5**.

Kradin, R. (2008) *The Placebo Response and the Power of Unconscious Healing.*
　　Routledge.

Lakatos, E. (1988) Sample sizes based on the log-rank statistic in complex clini-
　　cal trials. *Biometrics*, **44**, 229-241.

Lancet. (Ed.) (1995) Evidence-based medicine, in its place. *Lancet*, **346**, 785.

Lehman, R., Doust, J., & Glasziou, P. (2005) Cardiac impairment or heart fail-
　　ure? *British Medical Journal*, **31**, 415-416.

Lennert, K. & Feller, A. C. (1990) *Histopathology of Non-Hodgkin's Lymphomas*
　　(based on the updated Kiel classification). Springer.

Lown, B. (1996) *The lost art of healing*. Ballantine Books.

Maeda, I., Morita, T., Yamaguchi, T., et al. (2016) Effect of continuous deep se-
　　dation on survival in patients with advanced cancer (J-Proval)：A propensity
　　score-weighted analysis of a prospective cohort study. *Lancet Oncology*, **17**(1),
　　115-122.

Marinangeli, F., Ciccozzi, A., Leonardis, M., et al. (2004) Use of strong opioids
　　in advanced cancer pain: A randomized trial. *Journal of Pain and Symptom*
　　Management, **27**, 409-416.

松田能宣 (2017) がん患者の呼吸困難に対するベンゾジアゼピンの使い方　緩和ケア，**27**
　　(6)，393-396.

Meza, J. P. & Passerman, D. S. (2011) *Integrating Narrative Medicine and*
　　Evidence-Based Medicine. Radcliffe.（岩田健太郎訳〈2013〉ナラティブとエビデン
　　スの間――括弧付きの，立ち現れる，条件次第の，文脈依存的な医療　メディカルサイ
　　エンスインターナショナル）

宮坂道夫 (2005) 医療倫理学の方法――原則・手順・ナラティヴ　医学書院

Morita, T. (2004) Difference in physician-reported practice in palliative sedation therapy. *Support Care Cancer*, **12**(8), 584-592.

森田達也（2017）終末期の苦痛がなくならない時，何が選択できるのか？――苦痛緩和のための鎮静〔セデーション〕　医学書院

Morita, T., Konaga, M., Adachi, I., et al. (2004) Family experience with palliative sedation therapy for terminally ill cancer patients. *J. Pain Symptom Manage*, **28**(6), 557-565.

Murray, S. A., Boyd, K., Kendall, M., et al. (2002) Dying of lung cancer or cardiac failure. *British Medical Journal*, **325**, 929-932.

中井久夫（1998）最終講義――分裂病私見　みすず書房

中井久夫（2009）統合失調症の経過研究の間に考えたこと　神経精神学雑誌，**111**(9)，1055-1060.

仲田和正（2011）手術記録とカルテ　N：ナラティブとケア，**2**，65-71.

中安信夫（2002）大うつ病（DSM-IV）概念の「罪」　精神科治療学，**17**(8)，991-998.

Nestoriuc, Y., Orav, E. J., Liang, M. H., Horne, R., & Barsky, A. J. (2010) Prediction of nonspecific side effects in rheumatoid arthritis patients by beliefs about medicines. *Arthritis Care & Research* (*Hoboken*), **62**, 791-799.

日本緩和医療学会（2005）苦痛緩和のための鎮静に関するガイドライン [https://www.jspm.ne.jp/guidelines/sedation/sedation01.pdf]

日本緩和医療学会緩和医療ガイドライン作成委員会（2010）苦痛緩和のための鎮静に関するガイドライン　2010年版　金原出版

日本緩和医療学会緩和医療ガイドライン委員会（2014）がん疼痛の薬物療法に関するガイドライン2014年版　金原出版

大岩孝司（2017）在宅医療における鎮静　日本在宅医療学会誌，**18**(2)，43-48.

大岩孝司・鈴木喜代子（2014）その鎮静，ほんとうに必要ですか――がん終末期の緩和ケアを考える　中外医学社

大岩孝司・鈴木喜代子（2016）チーム医療に活かそう！緩和ケア評価ツールSTAS――緩和ケアの成果とケアの質を客観的に評価するために　診断と治療社

Panksepp, J. (1998) *Affective Neuroscience: The Foundations of Human and Animal Emotions*. Oxford University Press.

Panksepp, J. (Ed.) (2004) *A textbook of Biological Psychiatry*. Wiley.

Panksepp, J. (2010) Affective neuroscience of the emotional BrainMind: Evolutionary perspectives and implications for understanding depression. *Dialogues in Clinical Neuroscience*, **12**, 533-545.

Panksepp, J. & Biven, L. (2012) *The Archaeology of Mind: Neuroevolutionary Origins of Human Emotion*. W. W. Norton & Company.

Panksepp, J., Wright, J. S., Döbrössy, M. D., et al. (2014) Affective neuroscience strategies for understanding and treating depression: From preclinical models to three novel therapeutics. *Clinical Psychological Science*, **2**(4), 472-494.

Peplau, H. E. (1952) *Interpersonal Relations in Nursing: A Conceptual Frame of*

Reference for Psychodynamic Nursing. Putnam's Sons.（稲田八重子・小林富美栄・武山満智子・都留伸子・外間邦江訳〈1973〉人間関係の看護論——精神力学的看護の概念枠　医学書院）

Phelps, A. J., Forbes, D., & Creamer, M. (2008) Understanding posttraumatic nightmares: An empirical and conceptual review. *Clinical Psychology Review*, **28**, 338-355.

Pope, C. & Mays, N. (1995) Reaching the parts other methods cannot reach. *British Medical Journal*, **311**, 42-45.

Prasad, V., Kim, C., Burotto, M., & Vandross, A. (2015) The strength of association between surrogate end points and survival in oncology: A systematic review of trial-level meta-analyses. *JAMA Intern Med.*, **175**(8), 1389-1398. doi: 10.1001/jamainternmed.2015.2829.

Raichle, M. E., MacLeod, A. M., Snyder, A. Z., Powers, W. J., Gusnard, D. A., & Shulman, G. L. (2001) A default mode of brain function. *Proceedings of the National Academy of Sciences U.S.A*, **98**(2), 676-682.

Rock, A. (2003) *The Mind at Night: The New Science of How and Why We Dream*. Basic Books.（伊藤和子訳〈2009〉脳は眠らない——夢を生みだす脳のしくみ　ランダムハウス講談社）

Rosenberg, W. & Donald, A. (1995) Evidence based medicine: An approach to clinical problem-solving. *British Medical Journal*, **310**, 1122-1126

Sackett, D. L. (1993) Rules of evidence and clinical recommendations. *Canadian Journal of Cardiology*, **9**, 487-489.

Sackett, D. L., Richardson, W. S., Rosenberg, W., & Haynes, R. B. (1997) *Evidence-Based Medicine: How to Practice and Teach EBM*. Churchill Livingston.（久繁哲徳監訳〈1999〉根拠に基づく医療——EBM の実践と教育の方法　オーシーシー・ジャパン）

Sackett, D. L., Straus, S. E., Richardson, W. S., Rosenberg, W., & Haynes, R. B. (2000) *Evidence-Based Medicine: How to Practice and Teach EBM. 2nd ed.* Churchill Livingston.

Sackett, D. L., Rosenberg, W. M. C., Gray, J. A. M., Haynes, R. B., & Richardson, W. S. (1996) Evidence based medicine: What it is and what it isn't. *British Medical Journal*, **312**, 71-72.

斉尾武郎・栗原千絵子（2001）Evidence-based medicine の現代科学論的考察——EBM questioned: A metascientific criticism. *Clinical Evaluation*, **29**(1), 185-201.

斎藤清二（2003a）NBM における研究法　斎藤清二・岸本寛史　ナラティブ・ベイスト・メディスンの実践　金剛出版

斎藤清二（2003b）ナラティブ・ベイスト・メディスンとは何か　斎藤清二・岸本寛史　ナラティブ・ベイスト・メディスンの実践　金剛出版

斎藤清二（2005）EBM と NBM　医学のあゆみ

斎藤清二（2011）ナラエビ医療学講座——物語と科学の統合を目指して　北大路書房

斎藤清二（2012）医療におけるナラティブとエビデンス——対立から調和へ　遠見書房

斎藤清二（2013）事例研究というパラダイム——臨床心理学と医学をむすぶ　岩崎学術出版社

斎藤清二（2014）関係性の医療学——ナラティブ・ベイスト・メディスン論考　遠見書房

斎藤清二・岸本寛史（2003）ナラティブ・ベイスト・メディスンの実践　金剛出版

Sands, M. B., Dantoc, B. P., & Hartshorn, A. (2010) Single Question in Delirium (SQiD): Testing its efficacy against psychiatrist interview, the Confusion Assessment Method and the Memorial Delirium Assessment Scale. *Journal of Palliative Medicine*, **24**(6), 561-565. doi: 10.1177/0269216310371556.

Saunders, C. (1964) The symptom treatment of incurable malignant disease. *Prescribers' Journal*, **4**(4), 68-73.（小森康永編訳〈2017〉トータルペイン——緩和ケアの源流を求めて　シシリー・ソンダース初期論文集：1958-1966　北大路書房）

Saunders, C. (1965a) The last stages of life. *Nursing Times*, **30**, 1028-1032.（小森康永編訳〈2017〉ナースのためのシシリー・ソンダース——ターミナルケア　死にゆく人に寄り添うということ　北大路書房）

Saunders, C. (1965b) Watch with me. *Nursing Times*, **26**, 615-617.（小森康永編訳〈2017〉ナースのためのシシリー・ソンダース——ターミナルケア　死にゆく人に寄り添うということ　北大路書房）

Saunders, C. (1978) The Philosophy of Terminal Care. In Saunders C. ed., *The Management of Terminal Disease*. 1st ed. London Edward Arnold. pp.193-202.

Schedlowski, M., Enck, P., Rief, W., & Bingel, U. (2015) Neuro-bio-behavioral mechanisms of placebo and nocebo responses: Implications for clinical trials and clinical practice. *Pharmacological Reviews*, **67**, 697-730.

Schenck, C. H., Bundlie, S. R., Ettinger, M. G., & Mahowald, M. W. (1986) Chronic behavioral disorders of human REM sleep: A new category of parasomnia. *Sleep*. **9**(2), 293-308.

Schore, A. (2011) Foreword. In P. Bromberg. *The shadow of the Tsunami*. Routledge.（吾妻壮・岸本寛史・山愛美訳〈2014〉関係するこころ——外傷，癒し，成長の交わるところ　誠信書房）

清水哲郎（2004a）倫理原則をどう捉えるか——二重結果論 vs 相応性論　臨床倫理学, **3**, 70-79.

清水哲郎（2004b）サイコオンコロジーと臨床倫理　臨床精神医学, **33**(5), 519-523.

Singer, T., Seymour, B., O'Doherty, J., Kaube, H., Dolan, R. J., & Frith, C. D. (2004) Empathy for pain involves the affective but not sensory components of pain. *Science*, **303**, 1157-1162.

Skultans, V. (1998) Anthropology and narrative. In T. Greenhalgh & B. Hurwitz (Eds.), *Narrative based medicine*. BMJ Books.（山崎浩司訳〈2001〉人類学と語り　斎藤清二・山本和利・岸本寛史監訳　ナラティブ・ベイスト・メディスン　金剛出版）

Smith, R. (2015) David Sackett. *British Medical Journal*, **350**, h2639. doi: 10.1136/bmj.h2639

Solms, M. (1997) *The Neuropsychology of Dreams: A Clinico-Anatomical Study.* Psychology Press.

Solms, M. & Turnbull, O. (2002) *The Brain and the Inner World.* Other Press. (平尾和之訳〈2007〉脳と心的世界——主観的経験のニューロサイエンスへの招待　星和書店)

Spence, D. (1982) *Narrative Truth and Historical Truth: Meaning and Interpretation in Psychoanalysis.* Norton.

スピヴァク, G. C. 著/星野俊也編, 本橋哲也・篠原雅武訳 (2014) いくつもの声　人文書院

STAS ワーキング・グループ (2007) STAS-J (STAS 日本語版) スコアリングマニュアル——緩和ケアにおけるクリニカル・オーディットのために〔第3版〕　日本ホスピス・緩和ケア研究振興財団

Straus, S. E., Richardson, W. S., Glasziou, P., & Haynes, R. B. (2005) *Evidence-Based Medicine: How to Practice and Teach EBM. 3rd ed.* Churchill Livingston.

Sullivan, H. S. (1954) *The Psychiatric Interview.* W.W.Norton & Company. (中井久夫・松川周二・秋山剛・宮崎隆吉・野口昌也・山口直彦訳〈1986〉精神医学的面接　みすず書房)

谷口高士 (2000) 音は心の中で音楽になる——音楽心理学への招待　北大路書房

富田昌代 (2016) 人と人との関係性から成り立つ看護と「語る－きく」意味　N：ナラティヴとケア, **7**, 38-41.

やまだようこ (2000) 人生を物語ることの意味　やまだようこ編　人生を物語る——生成のライフストーリー　ミネルヴァ書房

人名索引

ア　行

アイゼンバーガー（Eisenberger, N.）
47

アガンベン（Agamben, G.）　*201, 202*

アゼリンスキー（Aserinsky, E.）　*174*

天野重安　*31*

エディンガー（Edinger, E.）　*14*

大岩孝司　*44, 145, 159*

オーランド（Orlando, I. J.）　*25*

カ　行

ガイアット（Guyatt, G. H.）　*21, 183, 184, 185, 186, 187, 191, 192, 194, 199, 200*

笠原　嘉　*102, 104, 105, 106*

加藤　敏　*105*

ガミー（Ghaemi, N.）　*48*

神尾昌則　*98*

河合隼雄　*59, 60, 87, 112, 161, 173*

神田橋條治　*126*

岸本寛史　*8, 25, 38, 44, 59, 63, 77, 79, 81, 82, 83, 86, 89, 102, 107, 130, 142, 161, 166, 173, 180*

木村　敏　*102, 104, 105, 106*

ギャベイ（Gabbay, J.）　*20*

クライトマン（Kleitman, N.）　*174*

クラディン（Kradin, R.）　*5*

栗原千絵子　*187*

グリーンハル（Greenhalgh, T.）　*i, iii, 19, 77, 81, 89, 162, 191, 194, 197, 198*

クーン（Kuhn, T. S.）　*83, 187*

コクラン（Cochrane, A.）　*189, 190, 194, 195*

ゴッドリー（Godlee, F.）　*80*

小林亜津子　*145, 164*

小森康永　*38, 48, 49, 114, 159, 204, 205*

コロッカ（Colloca, L.）　*5*

サ　行

斉尾武郎　*187*

斎藤清二　*i, 7, 21, 22, 25, 65, 66, 77, 79, 81, 82, 83, 84, 85, 86, 87, 88, 89, 201, 203, 205*

サケット（Sackett, D. L.）　*i, ii, 18, 20, 21, 23, 62, 78, 183, 184, 185, 186, 187, 188, 189, 190, 191, 192, 193, 198, 199, 200*

サリヴァン（Sullivan, H. S.）　*23, 24, 126*

サンズ（Sands, M. B.）　*129*

シェドロフスキ（Schedlowski, M.）　*4*

ジェニセック（Jenicek, M.）　*80*

シェンク（Schenck, C. H.）　*30, 39*

清水哲郎　*147, 148, 149, 150, 151*

シャロン（Charon, R.）　*22, 25, 78, 150, 152, 153, 204*

ジュヴェ（Jouvet, M.）　*174*

ショア（Schore, A.）　*76*

シンガー（Singer, T.）　*47, 55*

スカルタンス（Skultans, V.）　*83*

鈴木喜代子　*44*

ストラウス（Straus, S. E.）　*23, 62, 193*

スピヴァク，G. C　*76*

スピッツァー（Spitzer, R. L.）　*196*

スペンス（Spence, D.）　*26*

スミス（Smith, R.）　*184, 188, 190, 200*

ソームズ（Solms, M.）　*30, 175, 176, 177, 178, 179, 180*

ソンダース（Saunders, C.）　*48, 49, 119, 124, 159, 160, 163*

タ 行

ダスト（Doust, J. A.）　*80*
ダフィー（Duffy, J. D.）　*118, 125*
谷口高士　*49*
ターンブル（Turnbull, O.）　*30, 175, 176*
チェ（Choi, S. H.）　*132, 133*
チュウ（Chew, F. S.）　*80*
デヴィタ（Devita, V. T.）　*98*
土居健郎　*11, 105*
ドゥ・ブレイ（du Boulay, S.）　*119*
ドナルド（Donald, A.）　*184*
富田昌代　*63*

ナ 行

中井久夫　*31, 79, 126, 135*
仲田和正　*64*
中安信夫　*105*
ネストリウク（Nestriuc, Y.）　*5*

ハ 行

ハーウィッツ（Hurwitz, B.）　*77, 89*
濱口大輔　*145*
バルト（Barthes, R.）　*58*
ハルトマン（Hartmann, E.）　*169*
バレンタイン（Valentine, A. D.）　*118, 125*
パンクセップ（Panksepp, J.）　*106, 107, 108, 109, 129, 130, 134*
ビブン（Biven, L.）　*107, 108, 130*
フェラー（Feller, A. C.）　*99, 101*
フェルプス（Phelps, A. J.）　*181*
ブラウン（Braun, A. R.）　*178*
プラサード（Prasad, V.）　*195*
フランセス（Frances, A. J.）　*196, 197*
フロイト（Freud, S.）　*58, 83, 175, 176, 179*
ブローカ（Broca, P. P.）　*176*
ブロンバーグ（Bromberg, P.）　*74*

マ 行

前田一石（Maeda, I.）　*145, 153, 154, 155*
マッカーリー（McCarley, R.）　*175, 178*
松田能宣　*157*
松本晃明　*33*
マリナンジェリ（Marinangeli, F.）　*20*
マレー（Murray, S. A.）　*80*
宮坂道夫　*149, 150*
明恵　*173*
メイズ（Mays, N.）　*80*
メザ（Meza, J. P.）　*22*
森田達也　*145, 146, 147, 148, 149, 150, 151, 152, 153, 155, 156, 157, 158, 159, 160, 161*

ヤ 行

やまだようこ　*65*
山中康裕　*205*
ユング（Jung, C. G.）　*55, 112*

ラ 行

ラウン（Lown, B.）　*206*
ラカトシュ（Lakatos, E.）　*154*
ランキン（Rankin, M.）　*119*
ル・メイ（le May, A.）　*20*
レイクル（Raichle, M. E.）　*132*
レーマン（Lehman, R.）　*80*
レンネルト（Lennert, K.）　*99, 101*
ローゼンブルグ（Rosenberg, W.）　*184*
ロック（Rock, A.）　*176, 178, 179, 180*

ハ 行（続）

ペプロウ（Peplau, H. E.）　*25*
ボスナック（Bosnak, R.）　*58, 160, 169, 181*
ポープ（Pope, C.）　*80*
ホブソン（Hobson, J. A.）　*174, 175, 176, 177, 178, 179, 180*

事項索引

━━━━━━ ア 行 ━━━━━━

悪性リンパ腫　*99*

　──の分類　*98*

悪夢　*169, 170, 181*

アセチルコリン　*174*

アセチルサリチル酸　*157*

アセトアミノフェン　*117, 118*

アルゴリズム　*197, 198*

アルツハイマー型認知症　*125*

アレドロン酸　*195*

暗示　*5*

安楽死　*145, 153, 164*

痛み　*47, 51, 52, 53, 54, 55, 56, 57, 84*

　──の和音　*47, 48*

意図（鎮静における）　*148, 156*

医療改革グループ　*185*

失われた基音　*49*

うつ　*97, 103, 104, 105, 106*

右脳同士の対話　*76, 78*

エビデンス　*ii, iii, 8, 18, 19, 69, 153, 191, 193, 197, 198, 201, 202*

　──に基づくアプローチ　*144, 159*

　──に基づく医療（EBM）　*i, 21*

　──に基づく実践（EBP）　*i*

　──の歪曲　*194*

　──レベル　*19*

　多すぎる──　*196*

　基礎医学の──　*109*

　最良の──　*23, 62, 192*

演繹的アプローチ　*201*

オキシコンチン　*16, 52, 53, 54*

オキノーム　*15, 16, 52, 53*

オピオイド　*2, 3, 6, 7, 8, 9, 10, 12, 13, 14, 16, 17, 18, 51, 55, 85, 117, 124, 128, 141*

　弱──　*4*

オプジーボ　*138*

オープンな問い　*113*

━━━━━━ カ 行 ━━━━━━

解釈　*67, 68, 69, 203, 204*

　──学的パラダイム　*86*

ガイドライン　*194, 196*

回復の論理　*31*

科学的医学　*184, 188*

笠原・木村の分類　*104, 105*

仮説生成　*85*

語りに基づく医療（NBM）　*i, 22, 81, 89, 90*

語りに基づく事例記録　*24, 25, 26, 27, 63, 82*

語りに基づく事例研究（NBCS）　*64, 79, 81, 82, 83, 86, 87, 88, 90, 204*

活性化統合モデル　*175, 179*

悲しみ　*108*

がん患者指導管理料　*50*

間欠的鎮静　*146*

患者の価値　*23, 62, 193*

患者の状況　*23, 62, 193*

感情　*30, 31, 56, 68, 69, 129, 169*

感情神経科学　*106, 107, 129, 130*

がん診療連携拠点病院　*65*

がん疼痛の薬物療法に関するガイドライン　*8, 19, 21*

関与しながらの観察　*23, 27, 83*

関与的観察　*3, 5, 6, 18, 23, 27, 52, 63*

関与なしの観察　*24*

緩和医療学会　*164, 168, 201*

　日本──　*146, 147, 162*

緩和ケア研修会　*ii, iii, 2, 11, 39, 73, 97, 106, 113, 118, 123, 127*

偽循環性分裂病　*105*

帰納的アプローチ　201
機能的接続性　132
基本情動システム　107, 180
基本情動指令システム　107
気持ちのつらさ　97, 102, 106
　――の寒暖計　11
客体水準　112
客観的な真実　8
客観的評価　44
旧式の方法　187, 188, 191, 199
橋　174, 177, 180
共感　57, 58
恐怖　3, 11, 30, 67, 68, 108, 115,
　118, 126, 127, 129, 182
僅差の科学　196
苦痛緩和のための鎮静に関するガイドライ
　ン　146, 147
現象学　152
原則主義　152
原則論　149, 150, 151
抗うつ薬　97
抗精神病薬　118, 123, 124, 131
構造仮説　85
　――継承型事例研究法　86
後帯状回　133
構築主義　7, 8, 9
後頭側頭葉頭頂の接合部　180
抗不安薬　97, 156, 157
呼吸困難の緩和　157
黒人は専用席へ　190
コクラン共同計画　194, 195
コデイン　4, 5
コリン作動性メカニズム　175
コンステレーション　55, 59, 60, 61
コンテクスト　76

●―――――　サ　行　―――――●

参与的観察　14, 82
自己犠牲座　60
自己－状態　74, 75, 77, 78
持続的鎮静　146
持続的な深い鎮静　145

実験的なアプローチ　14
実行制御ネットワーク　133
実証主義　8
質的研究　79, 80, 81, 83, 88
社会的な痛み　47
手術記録　64
主体水準　112, 113
循環性格　104
準備因子　128
条件づけ　5
情動システム　180
情動的側面（痛みの）　47
情報聴取型　44
症例研究　79, 81
症例報告　78, 81, 204
贖罪　56
シルデナフィル　194
事例研究　63, 78, 79, 81, 82, 83, 84,
　85, 87, 88, 204
事例検討　63, 83
　――会　63, 82
心機能障害　80
新式の方法　187, 191, 199
身体的な痛み　47
診断インフレ　197
心的感染　57, 58
真のエンドポイント　195
心不全　80
新民主党　185
心理的な痛み　47
『心理臨床学研究』　82
スコアリング　44, 45
筋書　59
ステップ１（EBM の）　22, 62, 199
ステップ４（EBM の）　199
ストーリーライン　41, 44, 59, 60
スピリチュアルペイン　49
滑り坂理論　164
精神病リスク症候群　196
セミオープン　32
　――な問い　92, 114
セロトニン　174

全体　　*40, 41, 44*
　　新しい──　*201, 202*
前頭皮質背外側部　　*133*
前頭葉　　*130*
　　──の腹内側白質　*180*
　　──腹内側白質切除術　*177*
　　──ロボトミー　*177*
せん妄　　*3, 38, 118, 119, 123, 124,*
　　125, 127, 128, 129, 132, 133, 136
　　過活動型──　*129, 132, 135*
　　終末期──　*39*
相応性原則　　*148, 150, 156*
相応性原理　　*151, 164*
早期からの介入　*38*
早期からの緩和　*37*
相反性相互作用モデル　*174*
促進因子　*127, 128*

●──────── タ　行 ────────

大うつ病性障害　*103*
体性感覚皮質　*47*
代理エンドポイント　*195*
耐えがたい苦痛　*144, 152, 156, 158,*
　　159, 160
耐える女性　*60*
正しい説明　*17*
　　──という暴力　*iii, 8*
知覚的側面（痛みの）　*47*
中脳皮質系　*130*
中脳辺縁系　*130*
直接因子　*128*
治療構造　*59*
鎮静　　*144, 145, 146, 153, 155, 157,*
　　158, 163, 164
　　浅い──　*146*
　　深い持続的──（CDS）　*ii, 144, 146,*
　　153, 155, 157, 159, 160, 205
鎮痛補助薬　*34, 35, 116*
出来事主導型　*46*
適用可能性　*199*
手順論　*149, 150, 151*
デフォルト・モード・ネットワーク

　133
　動機づけのシステム　*177*
　統合失調症から人間を護るシステム
　　127
島後部　*47*
島前部　*47*
頭頂葉，側頭葉，後頭葉皮質間の移行帯
　　177
灯滅せんとして光を増す　*144*
トータルペイン　*48, 49, 163*
ドパミン作動性ニューロン　*131*
トラウマ後の悪夢　*182*
トラウマ後の夢　*181*

●──────── ナ　行 ────────

内容　*76, 78*
ナラエビ医療　*22*
ナラティブ・アプローチ　*32, 58*
ナラティブ・ベイスト・メディスン　*77*
ナラティブ・メディスン　*22, 77*
ナラティブ・モード　*65, 66, 68, 136*
二重結果　*150*
二重効果　*148, 150*
　　──の原則　*147, 151*
ニボルマブ　*138*
日本心理臨床学会　*82, 88*
ニューヨーク精神分析研究所　*179*
人間科学的研究法　*88*
脳幹部　*47*
ノーシーボ効果　*3, 4, 5, 6, 12, 18*
ノルアドレナリン　*174*

●──────── ハ　行 ────────

バイオ-サイコ-ソーシャル・モデル　*49*
長谷川式簡易知能評価スケール　*125*
パトス　*58*
パニック　*108*
パラダイム　*83, 193, 201, 202*
　　──・シフト　*191*
パラレル・チャート　*204*
パロキセチン　*96*
ハロペリドール　*120, 121, 122*

非言語的同調　76
尾側前帯状回　47
批判的吟味　184, 199
評価　40, 44, 45, 46
病歴の想像的な読み　11
不安　68, 97, 106, 108
　　——障害　108
フィナステリド　194
フェンタニル　141, 144
フェントス　117, 118, 120
深い鎮静　146
複合エンドポイント　195
腹側線条体　130
腹側被蓋野（VTA）　130
プラシーボ　4, 5
プロセス　69, 79
　　——・レコード　25
プロット　41, 59, 60, 61
分身の術　75
吻側前帯状回　47
ベンゾジアゼピン　156, 157
報酬　131, 135
　　——システム　130
本質主義　7

●————　マ　行　————●
マインドライン　20
マインドワンダリング　133
『マタイによる福音書』　159
ミアンセリン　33
ミダゾラム　120, 123, 156, 157
無意識　176
無作為割付臨床試験　21
メタ・チャート　204
メランコリー親和型性格　104
目標設定型　38, 46
物語　8, 38, 89
　　——水準の語り　166
　　——的生命倫理　152
　　——の書き換え　60
　　——倫理　152
　　——論　149, 150, 151

モルヒネ　iii, 3, 6, 7, 8, 11, 16, 23,
　　119, 122, 123
モンゴメリー・バス・ボイコット事件
　　190
問題の定式化　62

●————　ヤ　行　————●
夢　30, 31
　　——の勢い　172, 173
　　——の科学的研究　174
　　——の自己治癒力　169
夢見　30, 133, 134
　　——の変化　177
欲求　131, 136

●————　ラ　行　————●
リスク　196
リスペリドン　117, 118, 119
両側深部前頭葉　177
料理本的医療　192, 198
臨死体験　142
臨床解剖学的方法　176
臨床疑問　22
臨床事例研究　83
臨床心理士　65
臨床的技能　23, 62, 193
臨床倫理検討シート　149
倫理原則　147, 149, 151
類似　202
ロキソニン　51, 53
論理実証モード　65, 66, 68, 69, 135

●————　ワ　行　————●
私と共に目を覚ましていなさい　159,
　　160

●————　アルファベット　————●
ALS　77
BNP　80
DMN　133
DSM　105, 196
　　——-5　108, 127

——分類　*102*

EBM　*ii, iii, 18, 22, 62, 78, 79, 81, 89, 109, 183, 185, 186, 187, 190, 192, 198, 199, 202, 203*

——正統派　*21, 23*

——の五つのステップ　*21, 186, 199*

——は専用席へ　*187, 188*

——復興グループ　*i, 194*

——ワーキンググループ　*186, 187, 191, 193*

real ——　*i, 190*

真の——（real EBM）　*198*

rubbish ——　*i, iii, 162, 198*

サケットの定義における　*21*

evidence based medicine　*184, 191*

evidence-based medicine　*184, 185, 188, 189, 190, 191*

Evidence Based Medicine　*189, 190*

FEAR　*108, 109, 130, 180*

fMRI　*132*

GRIEF　*108*

IVC 症候群　*138, 143*

Kiel 分類　*98, 100, 101, 102*

Lancet　*188, 189, 190, 191*

LSG 分類　*100, 102*

Mini-Mental State Examination （MMSE）　*128*

NNT（治療必要数）　*19*

non-REM　*174, 179*

NRS　*84*

PANIC　*108, 130, 180*

PEACE　*ii*

PET　*178*

PICO（PECO）　*22, 62*

PTSD（心的外傷後ストレス障害）　*168*

RAGE　*108, 130, 180*

Rappaport の分類　*98*

REM　*174*

——睡眠　*30, 175, 178, 179, 180*

——睡眠関連行動障害　*30, 31, 34, 37*

SEEKING　*108, 130, 180*

——システム　*129, 130, 131, 132, 135, 136*

SHEP 試験　*202*

Single Question in Delirium（SQID）　*129*

SOAP　*25, 26*

STAS　*39, 44, 46, 48, 49, 50, 158*

——ワーキング・グループ　*39*

STAS-J　*39, 42, 44, 50,*

VAS　*20, 84*

WF 分類　*100, 102, 105*

著者紹介

岸本寛史（きしもと のりふみ）

1966 年　鳥取市に生まれる
1991 年　京都大学医学部卒業
2004 年　富山大学保健管理センター助教授
2007 年　京都大学医学部附属病院准教授
現　在　高槻赤十字病院緩和ケア診療科部長
著訳書
『癌と心理療法』『緩和のこころ』『バウムテスト入門』『臨床バウム』（編）
『ニューロサイコアナリシスへの招待』（編）『臨床風景構成法』（共編）
コッホ『バウムテスト［第3版］』（共訳）ブロンバーグ『関係するここ
ろ』（共訳）以上 誠信書房，『緩和ケアという物語』『コッホの『バウム
テスト第三版』を読む』（共著）以上 創元社，キャサリン・モンゴメリー
『ドクターズ・ストーリーズ』（共監訳）新曜社，ほか

迷走する緩和ケア —— エビデンスに潜む罠

2018 年 5 月 25 日　第 1 刷発行

著　者	岸　本　寛　史
発行者	柴　田　敏　樹
印刷者	日　岐　浩　和

発行所　株式会社 誠信書房

〒112-0012　東京都文京区大塚 3-20-6
電話 03（3946）5666
http://www.seishinshobo.co.jp/

© Norifumi Kishimoto, 2018　　印刷／中央印刷㈱　製本／協栄製本㈱
検印省略　落丁・乱丁本はお取り替えいたします
ISBN978-4-414-41641-1　C3011　　Printed in Japan

JCOPY ＜（社）出版者著作権管理機構 委託出版物＞

本書の無断複写は著作権法上での例外を除き禁じられています。複写される場合は，
そのつど事前に，（社）出版者著作権管理機構（電話 03-3513-6969, FAX 03-3513-6979,
e-mail：info@jcopy.or.jp）の許諾を得てください。

バウムテスト入門
臨床に活かす「木の絵」の読み方

岸本寛史 著

バウムテストとは「実のなる木の絵」を描いてもらうという簡単な方法であるが、描きながら語りが誘発されるなど、心理テストに留まらない奥行きと広がりをもつ。しかし、治療的媒体としてバウムテストの真価を引き出すためには、逆説的だがバウムテストのテスト的側面に精通することが不可欠である。本書では、治療的側面とテスト的側面を融合させた総合的方法論としてのバウムテストについて論じる。

目次
第1章　バウムテストの実施法
第2章　解釈の前に
第3章　解釈の基本（一）記述
第4章　解釈の基本（二）指標
第5章　バウムテストの研究
第6章　コッホにとっての「心理診断」
第7章　治療促進的要因
附章1　バウムテストと洞窟壁画
附章2　バウムテスト第三版ドイツ語原著を翻訳して

四六判上製　定価（本体2200円＋税）

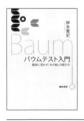

臨床バウム
治療的媒体としてのバウムテスト

岸本寛史 著

バウムテストは、使い方によっては単なる心理テストを超えて、治療関係の醸成を促進し、新たなコミュニケーションの回路を開き、治療実践そのものを深めてくれる。本書では、そうした治療的実践論を皮切りに、臨床事例の実際、さらには新たな展開の可能性をも視野に入れ、幅広い観点から論じている。

主要目次
第1部　バウムテストのエッセンス
　①バウムの治療実践論（山中康裕）／②バウムテストの根っこを探る（山　愛美）／③バウムテスト研究の可能性（佐渡忠洋）
第2部　バウムテストの実践
　④面接前に描かれるバウムテストの意味（岡村宏美）／⑤手足のしびれを訴える女子大学生との面接過程（倉西　宏）／⑥クリニックにおける心理療法とバウムテスト（小野けい子）／他
第3部　バウムテストの展開
　⑪急性期病棟におけるバウムというコミュニケーション（成田慶一）／⑭バウムテストと洞窟壁画（岸本寛史）／他

A5判上製　定価（本体3200円＋税）

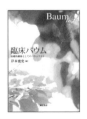

関係するこころ
外傷、癒し、成長の交わるところ

フィリップ・M・ブロンバーグ 著
吾妻 壮・岸本寛史・山 愛美 訳

痛切な外傷経験にさらされ解離した自己の状態からいかに一歩を踏み出すか。二者心理学の立場から、内容からプロセスに焦点を移した関係論的精神分析の実際を提示する。

目次
第Ⅰ部　情動調整と臨床的プロセス
　第1章　津波を収める
第Ⅱ部　不確実性
　第2章　「私の心には決して入らなかった」
　第3章　「この気持ち、分かりますか！」
　第4章　解離のギャップに気をつけて
第Ⅲ部　躓きながら耐え抜くこと
　第5章　真実と人間の関係性
　第6章　これが技法であるならば、最大限活用せよ！
　第7章　「大人の」言葉──無意識的空想についてのパースペクティヴ
第Ⅳ部　間主観性の領域
　第8章　「あなたの近しさ」──個人的な終章

A5判上製　定価（本体4000円＋税）

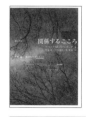

ニューロサイコアナリシスへの招待

岸本寛史 著

いま心の研究領域で進行中の、精神分析と脳科学を統合しようとする新たなムーブメントについて、その成り立ちと最新の知見を紹介する。

目次
第1章　ニューロサイコアナリシスの源流
第2章　ニューロサイコアナリシスのはじまりと展開
第3章　夢のニューロサイコアナリシス
第4章　ニューロサイコアナリシスの基盤
第5章　ニューロサイコアナリシスから見たフロイト理論
第6章　ヒステリーからの問い
第7章　トラウマとその帰結
第8章　感情神経科学との接合によって開かれる世界
第9章　脳損傷のリハビリテーションとニューロサイコアナリシス
第10章　ニューロサイコアナリシスの臨床研究
第11章　コンシャス・イド

A5判並製　定価（本体3300円＋税）

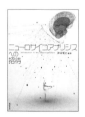

緩和のこころ
癌患者への心理的援助のために

岸本寛史 著

癌患者に対する緩和医療では、症状や苦痛の緩和・除去に全力が注がれているが、そのためにかえって見えなくなっていることもある。苦痛を取るのではなく苦痛を共にするという心理療法的な観点から見るとき、医学的な観点の限界や盲点が見えてくる。本書では、緩和医療を臨床心理学的な観点から見直し、患者一人ひとりの心に添うためにはどのようにすればよいかを考える。

目次
第1章　心に添う
第2章　不安と「適応障害」
第3章　抑うつという疾患概念
第4章　せん妄と意識の水準
第5章　バウムが語ること
第6章　無意識的身体心像
第7章　診断と見立て
第8章　言葉の問題について
第9章　薬物療法の基本姿勢
終　章　安心のために

A5判並製　定価（本体2400円＋税）

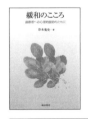

癌と心理療法

岸本寛史著

癌体験は一種の「異界」体験ともいえる。本書は、癌患者が体験している「異界」を彼らが語る言葉・夢・絵画などを通じて描き出し、癌患者に対する心理療法を深く捉え直そうとする。しかしそれは、治療者自身にも視線を向けることによって初めて可能になるとの考えから、著者自身の物語を縦糸に患者の物語を横糸に一つのテクストを紡ぎ出そうとする。

主要目次
第1章　癌と異界
第2章　基本姿勢
第3章　方法論について
第4章　夢の体験
第5章　心理療法の展開
　細井美雪さん／一宮浪子さん／冴木絵利さん／吉本美砂さん／白井笑美子さん／桜木妙子さん／酒井　悟さん／馬場松五郎さん／光田静子さん
第6章　癌治療における心理療法のモデル
　モデルの重要性／『ナウシカ』との出会い／他

A5判上製　定価（本体3000円＋税）

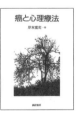